Kneippen

für Körper und Seele

Heinrich Wallnöfer

Leiter der Abteilung
für psychosomatische Medizin
am Institut für
Heilbäderforschung in Salzburg

Pinguin-Verlag, Innsbruck

INHALTSVERZEICHNIS

Der ganze Mensch

„Kneippen für Körper und Seele" habe ich dieses Buch genannt und mit ihm — neben einer Einführung in die Wasserbehandlung — noch ein weiteres Ziel verfolgt: Dem Leser soll möglichst deutlich werden, daß man — soll eine Kur wirklich gelingen — eben beide Bereiche des Menschen tatsächlich treffen muß. Liest man moderne Kneippbücher, so findet man ausgezeichnete Abhandlungen über die körperliche Wirkung, man findet genaue und sehr wichtige Anleitungen für die Gießtechnik, man wird aber nur wenig über den seelischen Bereich finden — ganz im Sinn einer vorwiegend körperlich-physikalisch ausgerichteten Medizin, die in unserer Zeit noch eine große — und wichtige! — Rolle spielt. Bei Kneipp selbst — bei einem Seelsorger durchaus verständlich — finden wir schon viele Hinweise auf den Umgang mit der Seele des Patienten. Noch mehr und vielfach Aufschlußreicheres finden wir bei seinem ärztlichen Mitarbeiter, bei Dr. A. Baumgarten, der nicht nur ein großes Handbuch der Hydrotherapie herausgegeben hat, sondern auch ein Buch — NEURASTHENIE, Wesen, Heilung, Vorbeugung — geschrieben hat. Gleich am Beginn steht ein Satz, der auch für unsere Zeit Geltung hat: *„Nervös, wenn auch nicht im vollen Umfange des Begriffes, so doch etwas nervös, ist heutzutage schließlich jeder."* Wir finden aber hier auch schon eine Grundschwierigkeit angeführt, die der Behandlung des „Nervösen" — wir sprechen heute eher vom „neurotischen" Menschen, vom „seelisch schwachen" — entgegensteht oder haben ganz exakt unterscheidende Diagnosen zur Hand: „*Während man sich einerseits nur höchst ungern dazu versteht, zuzugeben, daß man nervös sei, eine derartige Zumutung sogar als Beleidigung empfindet, da sie eine Herabsetzung der Verantwortlichkeit in sich schließt ...*“

Welche Schwierigkeiten hat der Psychotherapeut oder der Arzt, der den Patienten zu einem psychotherapeutisch geschulten Kollegen überweisen will, doch oft, wenn er vorsichtig versucht, dem Kranken klarzumachen, es handle sich bei ihm nicht um ein sogenanntes „körperliches“ Leiden, sondern seine Beschwerden hätten eine seelische Ursache — gleichgültig, ob nun dabei auch körperlich faßbare Symptome vorhanden sind (wie etwa ein Magengeschwür) oder nicht (wenn etwa der Patient rasendes Herzklopfen oder starke Herzschmerzen hat, ohne daß man mit irgendeinem Mittel der modernen Medizin einen greifbaren „Befund“ erheben könnte). Ähnlich dürfte es wohl auch Dr. Baumgarten ergangen sein, und die Kneippkur scheint eine gute „Leitschiene“ dargestellt zu haben, mit deren Hilfe man die Seele des Patienten, ohne große Betonung auf seine „seelische“ Behandlung, beeinflussen konnte.

Dabei hatte Baumgarten — wie fast alle Ärzte seiner Zeit — ganz erhebliche Aggressionen gegen die „nur“ nervösen Patienten, ja er konzedierte ihnen eigentlich gar nicht, daß sie richtig krank seien. „*Wie Nervosität stets ein sekundärer Zustand ist und als Folge von Krankheit auftritt oder mangelhafter Erziehung oder äußeren Einflüssen ihre Entstehung verdankt, so kann sie nur als Symptom oder Folge-*

zustand, nicht aber als eigentliche Krankheit betrachtet werden." In gerade diesem Buch beschreibt aber der alte Kneipparzt Krankheiten, die wir heute auf Grund seiner genauen Schilderung als schwere seelische Krankheiten diagnostizieren können — wie eine Zwangsneurose — oder als seelisch-körperliche (psychosomatische), wie etwa den Dickdarmkatarrh (Colitis).

Baumgarten schreibt auch etwas, das für einen bestimmten Typ der seelischen Fehlhaltung — für den Neurastheniker — tatsächlich manchmal zutrifft, sonst aber einfach eine Verkennung der seelischen Lage des Patienten bedeutet: „*Der Nervöse leidet selbst wenig, denn bei den geringsten körperlichen Beschwerden macht er meist einen solchen Lärm, daß die Leute zusammenlaufen, und das tut dem krankhaft gesteigerten Subjektivismus des Nervösen so wohl, daß er sich dieses seines Triumphes freut und den geringfügigen Schmerz gar bald vergißt.*"

Wir wissen heute schon ziemlich genau, warum es — auch bei manchem Arzt — zur Abwehrhaltung des Heilkundigen gegen manchen seelisch Kranken kommt, und Baumgarten nennt auch hier die Hauptursache schon recht deutlich, ohne sie freilich zu erkennen: „*Bewundernswert ist die Redegewandtheit, welche die Neurasthenischen entwickeln, wenn sie eine Beschreibung ihrer Krankheit geben. Unermüdlich findet der Kranke stets noch neue Seiten in seinem Zustand, welche er dem Interesse seines Arztes nahebringen möchte.*" Außerdem war die damalige Medizin gegen seelische Störungen mehr oder weniger hilflos. Freud stand am Anfang, und kein Mediziner, der etwas auf sich hielt, beachtete ihn. Baumgarten schrieb: „*Man spricht wohl mit Recht von der verheerenden Kraft der Volksseuchen, aber es ist sicher, daß Cholera und Pest nicht solches Unheil im Menschengeschlecht anrichten wie Neurasthenie. Langsam zwar, aber sicher aufreibend, nagt sie am Marke der Menschheit, ihr einen erbitterten und scheinbar aussichtslosen Kampf aufzwingend gegen diesen unheimlichen Feind.*" Die Aggression entpuppt sich damit als Zeichen eben dieser Hilflosigkeit, als Folge der Ohnmacht, mit der gerade in der Hochblüte einer rein materiell orientierten Medizin der Arzt einem solchen Patienten gegenübersaß.

Welch ein erschütterndes Zeugnis, wenn man liest: „*Neurasthenie ist eine wirkliche Krankheit; nicht nur eine wirkliche Krankheit, sondern geradezu eine Kalamität ..., sie untergräbt nur zu häufig das Vertrauen des Kranken auf Gott und den Glauben an eigene Kraft ...*" Wir müssen noch dazu sagen: Auch das Vertrauen in den Arzt, in die vielen Ärzte, die ein solcher Patient zuweilen auch noch heute nacheinander konsultiert. Zudem wußte man damals noch nicht — oder wollte es dort, wo man davon erfuhr, nicht wahrhaben —, was heute jeder Medizinstudent lernt: daß eben allein das Zuhören tatsächlich schon eine Behandlung ist; daß zwar nicht der „Triumph" des Kranken diesen so freut, daß er seinen „geringfügigen Schmerz gar bald vergißt", daß sich aber oft ganz einfach eine gequälte Seele erleichtert fühlt, wenn sie endlich jemanden fand, der ihr verständnisvoll zuhört. Der Arzt, der nicht wußte, daß er mit dem Zuhören schon Therapie betrieb, schrieb nicht nur die Besserung eben den verschiedensten anderen Gründen zu, sondern empfand die aufgewendete Zeit zusätzlich als vergeudet. Wer wundert sich da noch über die negative Einstellung gegenüber solchen Patienten.

Umso bewundernswerter ist es, wie sich Kneipp und Baumgarten doch dieser Patienten annahmen und oft in geradezu seherischer Weise das Richtige taten. Da steht bei Kneipp (in den „Öffentlichen Vorträgen“): *„Ich bereite ihn also wirklich zum letzten Stündlein vor. Der Bursch wird ruhig und munter und ergibt sich in sein Schicksal; habe ihm noch gesagt, er solle Gott versprechen, ein frommes, braves Leben zu führen, wenn Er ihn nochmal gesund werden lasse. Das hat der Arme freilich von Herzen getan. N a c h d i e s e r A r b e i t a n d e r S e e l e habe ich nochmals mit Wasser angefangen.“* Oder an anderer Stelle: *„Der Mensch besteht aus Leib und Seele, und beide sind, wie ich schon früher bei den Geistesstörungen erwähnte, sehr voneinander abhängig.“*

Wie deutlich sah Kneipp schon die Ursache so mancher „Herzkrankheit“: *„Heutzutage kommt das Herzklopfen fast bei jedem vor, es ist ja das Zeitalter der Nervosität; ... Angst, namentlich bis zum Entsetzen gesteigerte, bringt mitunter heftiges Herzklopfen hervor, manchmal auch ein gänzliches Stokken des Herzschlages.“*

Welches Einfühlungsvermögen, wenn Kneipp — wahrscheinlich gegen eine Form des hysterischen Anfalls — folgendermaßen vorging: *„Ich versuchte ihn zu trösten, so gut es ging, es war alles umsonst; erst* *mit der Zeit ließ er sich von freundlichen Personen, die sich seiner annahmen, beeinflussen und wurde auf diese Weise und durch die Wasseranwendungen gesund. Ich selbst sagte wenig mehr zu ihm und empfahl, er solle sich täglich zweimal waschen, sonst tun, was er wolle. Solche Kranke darf man nie anfahren oder gar schimpfen: Widerspruch vertragen sie durchaus nicht und durch Härte verschlimmert man ihren Zustand. Ebenso zwinge man sie auch nicht zum Essen ...“*

Hier sei eine Feststellung von Dr. Baumgarten angeschlossen: *„Der Neurasthenische verlangt mehr wie andere Kranke, und nicht mit Unrecht, vor allen Dingen eine Behandlung, welche seinem subjektiven Empfinden, das ja schwer alteriert ist, entspricht; er sehnt sich nach einem Arzt, mit welchem er sich aussprechen kann und der ihn versteht.*

Manche Ärzte wollen diese Auffassung nicht gelten lassen und möchten die Neurasthenie mit Medikamenten behandeln, wie etwa eine Magen- oder Lungenerkrankung; der psychischen Behandlung glauben sie entraten zu können. Das geht nun nicht an, und derjenige, der es versucht oder versucht hat ..., der ist bitter enttäuscht worden und wird immer wieder bitter enttäuscht werden. Neurasthenie ist derjenige krankhafte Zustand, der an erster Stelle kombinierte Behandlung braucht, und zwar seelische und physische.“

Genug der Beispiele dafür, daß Kneipp und seine Schüler sehr nahe an dem waren, was wir heute Psychotherapie nennen. Gerade die Kombination aber, von einer Methode, die die Regulation der Lebensnerven günstig beeinflußt, und einer Behandlung, die sich an die Seele des Patienten wendet, war zu seiner Zeit bitter nötig und ist es heute nicht weniger. Denn das, was Baumgarten unter dem Begriff Neurasthenie zusammenfaßte, bezeichnen wir heute zwar anders, können es genauer unterteilen, die krankhaften Zustände als solche sind deshalb nicht seltener, sondern eher häufiger geworden. Und es gilt auch heute, was wir von damals lesen: „*Neurasthenische sind meist Leute, deren bisherige Lebensauffassung in die Brüche gegangen, die kein treibendes, zwingendes Lebensinteresse mehr haben ...*"

Den Beweis dafür kann man leicht antreten, indem man die Kurgäste psychologischen Tests unterzieht. Es ist erschreckend, wie hoch die „Neurosezahl" klettert und wie wenige wirklich nur um der körperlichen Gesundheit willen kommen.

Diese Erkenntnis bedeutet aber auch, daß Ärzte und Kurpatienten sich gemeinsam mehr um den Anteil des Seelenlebens im Krankheitsgeschehen und im Gesundungsprozeß kümmern müssen.

Das gilt für jede Krankheit, besonders aber für jene seelisch-körperlich bedingten, die wir heute so oft sehen: die vielen Magen- und Darmleiden, die Herzsensationen, die mit und ohne Zeichen im Elektrokardiogramm mit großen Angstgefühlen, mit unheimlichen Schmerzen und Beklemmungen einhergehen, die Verspannungen der Rückenmuskulatur, die so häufig unter der Diagnose „Spondylarthrose" behandelt werden und oft plötzlich verschwinden, wenn es gelingt, den Patienten auch seelisch zu entspannen, und vieles andere mehr. Es ist kein Wunder, daß gerade bei solchen Patienten auch bisher schon die Kneippkur so häufig gute Erfolge brachte. Sind doch Kneippärzte meist Mediziner, die sich — eben im Sinne ihres Meisters — nicht nur um das Körperliche ihrer Patienten kümmern. Da wurden immer schon Ruhestunden ebenso verordnet wie besinnliche Spaziergänge, da wurde die Schweigewiese, die Dozent Baatz so erfolgreich für die frauenärztliche Kurpatientin eingeführt hat, schon vorweggenommen, und da wurde und wird auch so manches Gespräch über die Sorgen des Patienten geführt.

Heute ist man daran, die Erkenntnisse der Psychotherapie unmittelbar auch beim Kneipp-Kurgast anzuwenden. Da gibt es immer mehr Kneipphäuser, in denen die Patienten auch das Autogene Training von Prof. Dr. Dr. h. c. I. H. Schultz erlernen können, es gibt Stationen, die regelmäßig vor und nach der Kur den Kranken einem Psychotest unterziehen, Ärzte, die sich um seine Träume kümmern und anderes mehr. Die „Paracelsuskur" der Abteilung für psychosomatische Medizin am Institut für Heilbäderforschung in Salzburg (Vorstand Univ.-Prof. Dr. K. Inama) wurde von mir ebenfalls in diesem Sinne programmiert. Sie verspricht dort, wo Seele und Körper nachweislich gestört sind, gute Erfolge.

Eine solche Therapie erfordert viel Zeit und kostet natürlich auch mehr Geld, die Erfolge rechtfertigen aber den höheren Aufwand. Da sich die besseren Erfolge gerade bei den „hartnäckigen" Fällen, bei jenen, die fast unheilbar schienen, einstellen, wird letzten Endes damit auch Volksvermögen gespart.

Was kann der Patient selbst tun?

Natürlich sollte theoretisch der Hausarzt die Entscheidung fällen, ob überhaupt eine und welche Kur durchgeführt wird. In der Praxis des Alltags entscheidet aber nun einmal allzu oft der Patient allein und entschließt sich zu jener Kur, weil er davon gehört oder gelesen hat. Gleichgültig, wie es zur Entscheidung kam — immer ist es wichtig, daß der Kranke bereit ist, mitzuarbeiten, daß er bereit ist, auch in sich hineinzuhorchen und dem Arzt ohne Scheu von seinen Beschwerden, aber auch über seine Gedanken, seine Träume und seine Sorgen zu berichten. Allzu oft ist etwa ein morgendliches Erbrechen Zeichen dafür, daß der oder die Kranke etwas „loswerden" wollen, ist Schwindel ein Hinweis darauf, daß die Welt unter den Füßen des Patienten wirklich unsicher wurde. Allein die Tatsache, daß die eigentliche Sorge einmal mit einem anderen Menschen, der Verständnis dafür hat, besprochen werden konnte, führt manchmal schon zu einer wesentlichen Besserung. Der Patient fühlt sich nicht nur verstanden, der Arzt weiß auch, wo seelisch der Schuh drückt und kann ins Kurprogramm ganz bestimmte Maßnahmen einbauen. Ein durch seelische Belastungen labil gewordener Kreislauf läßt sich durch Kaltwasseranwendungen, vor allem durch Kniegüsse, kombiniert mit Taulaufen, mit ausgedehnten Spaziergängen, auf denen der Kranke seine Probleme fernab vom Ort seiner Sorgen einmal in Ruhe durchdenken kann, oft rasch wieder ins Gleichgewicht bringen, und man kann dann an das eigentliche Problem des

Patienten herangehen. Denn die Wechselwirkung Körper — Seele gilt natürlich in beiden Richtungen. Wenn es gelingt, die Kreislauffunktionen vom Körperlichen her zu verbessern, so kann anderseits der Patient seelische Erkenntnisse besser verkraften, die er bis dahin einfach verdrängt hatte, ganz einfach deshalb, weil jedesmal, wenn er mit seinen Gedanken auch nur in die Nähe des Problems kam, unerträglich starkes Herzklopfen einsetzte oder „der Boden unter seinen Füßen schwankte" — das heißt, weil er schwindlig wurde.

Die Kombination von „seelischen" Mitteln — wie etwa dem Autogenen Training — mit Güssen führt oft rasch zu Erfolgen, die man von einer der beiden Methoden, wenn überhaupt, dann nur allmählich erwarten kann, z. B. Regulation einer hartnäckigen Stuhlverstopfung, Beseitigung des so häufigen Symptoms der ewig kalten Füße und so weiter.

Wir wissen aus exakten Versuchsergebnissen, daß z. B. die Leberdurchblutung mit Hilfe des Autogenen Trainings deutlich gesteigert werden kann. Wir wissen aber auch, daß eine Auflage einen ganz ähnlichen Effekt hat. Noch wirksamer sind beide Verfahren kombiniert: Der Patient, der das Autogene Training sachgemäß vom Arzt erlernt hat, stellt sich auf die Vorstellung: „Die Leber ist strömend warm", ein und bekommt gleichzeitig einen heißen Heublumensack aufgelegt.

Eine Grundregel allen Kneippens lautet, daß der Patient niemals kalt haben darf; wer es gelernt hat, sich auf Schwere und Wärme im Autogenen Training zu konzentrieren, der wird auch wesentlich kräftigere Effekte, etwa bei einem Guß, erleben. Es geht ihm ähnlich wie dem schon lange geübten Kneippianer: Seine Blutgefäße sind schon auf weit gestellt, bevor noch der Guß beginnt.

Gefahren können vermieden werden

Das Wissen des Arztes um die seelische Verfassung seines Patienten ist auch noch in anderer Hinsicht wichtig. Nicht alle Kneippanwendungen sind etwa für den ängstlichen, leicht erregbaren Menschen zuträglich. Es hat keinen Sinn, den Helden zu spielen und tapfer alles über sich ergehen zu lassen, wenn dadurch das Herzklopfen nur noch stärker, der an sich schon etwas erhöhte Blutdruck noch höher wird. Einem solchen Kranken wird der Kneipparzt z. B. keinen kalten Rückenguß oder Oberguß verordnen, sondern wird — wenigstens vorerst — eher eine Oberkörperwaschung aufschreiben.

Schon Baumgarten beschrieb zwei wichtige Krankheitsbilder, bei denen er mit der Wasseranwendung allein keinen oder nur wenig Erfolg erzielen konnte: Es ist eben der — wie er ihn nannte — „neurasthenische" Herzschmerz und der „kapriziöse" Magen. Von diesem so unangenehmen Leiden schreibt er: *„Derartigen Kranken hilft man am besten durch die suggestive Beeinflussung stärkerer Befehle. Man kann auf diese Weise mit lächerlich leichter Mühe den Magen des Kranken oft für lange Zeit zu regelrechter Tätigkeit veranlassen."*

Wir wissen heute, daß es zwar mehr als „lächerlich leichter Mühe" bedarf, um mit suggestiven Maßnahmen (Hypnose, Selbsthypnose des Autogenen Trainings und so weiter) einem solchen Kranken wirklich zu helfen, wir müssen aber bestätigen, daß eben alle körperlichen Maßnahmen allein nicht ausreichen, um wirkliche Abhilfe zu schaffen. Und gerade beim Magen-Darm-Leidenden gibt es heute kaum noch einen Mediziner, der nicht davon überzeugt wäre, daß die Seele nicht wenigstens mitbeteiligt an dem Krankheitsgeschehen ist.

Seelische Verstimmung

Durch Wasserheilmaßnahmen allein läßt sich eine heute sehr häufige, leider nur zu oft verkannte Erkrankung kaum beeinflussen: die Depression, die seelische Verstimmung, die zu so verschiedenen Krankheitszeichen führen kann und doch letzten Endes auf ein Krankheitsbild zurückzuführen ist. Man kommt bei solchen Patienten selten ohne Medikamente aus, ist aber immer wieder erstaunt, um wieviel weniger man von den — sehr bewährten! — modernen Mitteln braucht, wenn man die medikamentöse Behandlung mit einer seelischen und körperlichen kombiniert. Schwere Depressionen mit Selbstmordneigung sind für eine Kurbehandlung — wenigstens bis zum Erfolg der ersten psychotherapeutischen Maßnahmen — ungeeignet.

Den ganzen Menschen behandeln!

Ich bin mir völlig bewußt, daß dieser kurze Abriß nur Andeutungen über die vielen Möglichkeiten bringen konnte, die in einer gemeinsamen Verwendung psychotherapeutischer Maßnahmen und der Wasserheilkunde ruhen. Trotzdem scheinen mir gerade diese Hinweise besonders wichtig zu sein, da man über den Wasseranwendungen, über blitzenden Armaturen, über Klimafaktoren und anderen zweifellos sehr wichtigen Dingen die grundlegenden Erkenntnisse auf dem Gebiet der seelischen Betreuung, wie sie Kneipp und seine ersten Mitarbeiter schon fanden und deutlich beschrieben, fast völlig vergessen hat. Die seelische Wirksamkeit einer Kneippkur ist an sich nicht unbeachtlich, sie kann zu einem wertvollen Instrument einer ganzheitlichen Kneipptherapie werden, wenn Arzt und Patient bereit sind, auf diesem Sektor wesentlich mehr als bisher zu tun. Deshalb:

Machen Sie die Kneippkur als ganzer Mensch! Es heißt, den günstigen Einfluß der Wasserbehandlung wieder zuschanden machen, wenn man neben der Kur das Seelenleben und damit die Lebensnerven strapaziert.

Meiden Sie unnötige Aufregungen. Schon Kneipp hat vor „Unterhaltungen" gewarnt, die zu große Anforderungen an das Nervensystem stellen. Wenn man auf der einen Seite versucht, die Lebensnervenregulationen wieder ins Gleichgewicht zu bringen, so sollte man eben dieses angestrebte Gleichgewicht nicht durch Schauerfilme, durch „harte" Western und so weiter wieder stören.

Horchen Sie im Laufe der Kur in sich hinein. Jetzt haben Sie Zeit, wichtige Lebensprobleme einmal in Ruhe und mit Abstand durchzudenken. Notieren Sie wenigstens einige Morgen hindurch

Ihre Träume. Sie werden dadurch manche Einsicht gewinnen.

Meiden Sie wenigstens jedes Übermaß an Genußgiften — Kaffee, Nikotin, Alkohol. Auch damit tragen Sie zur Entspannung im Bereich der Lebensnerven bei.

Halten Sie sich möglichst viel im Grünen auf. Wir wissen heute, daß das satte Grün der Wiesen und das dunklere der Wälder auch über das Auge beruhigend auf die Seele wirkt. Sie gewinnen Erholung auch durch das Schauen.

Gönnen Sie sich im Laufe der Kur — dosierten — Kunstgenuß, gleichgültig, welche Kunstrichtung Sie bevorzugen. Eine Beethoven-Symphonie aus der Stereoanlage kann ebensoviel zur Entspannung beitragen wie ein Buch über die moderne Malerei.

Übertreiben Sie in keiner Richtung! Zuviel Wasser ist ebenso schädlich wie zuviel Musik oder zu langes Fernsehen. Wenn wir schon im modernen Leben eine uralte Forderung nicht befolgen können, so sollte man sie wenigstens während der Kur beherzigen: Alles mit Maß!

Nehmen Sie unter gar keinen Umständen Arbeit mit zur Kur. Alles ist dadurch in Frage gestellt: das Abschalten-Können, die innere Ruhe, die Erholung, ja sogar die richtige Reaktion auf die Wasseranwendung!

Versuchen Sie ganz bewußt, auf die schönen Dinge in Ihrem Leben, in Ihrer Umgebung zu achten und lernen Sie wieder Genießen, was der Tag bringt — eine Kunst, die den meisten Menschen unserer Zeit verlorenging!

Wenn Sie bemerken, daß Sie mit Ihren Problemen allein nicht zu Rande kommen, so sollten Sie sich entschließen, sich einem psychotherapeutisch geschulten Arzt anzuvertrauen. Sie werden ihn wahrscheinlich schon in Ihrem Kneippkurort finden, wenn nicht, sicher daheim durch Ihren Hausarzt.

Auflösen, Ausscheiden, Kräftigen

Durch Übung kann man alles oder — schränken wir vorsichtigerweise etwas ein — fast alles erreichen. Sebastian Kneipp, Sohn armer Leinenweber aus Stephansried in Bayern, später wohlbestallter, wenn auch umstrittener geistlicher Herr und zuletzt sogar päpstlicher Geheimkämmerer, dem die Ehre zuteil wurde, Leo XIII. auch gesundheitlich zu beraten, setzte sich, vor allem anfangs, sehr geringe Schranken: *„Das Wasser, speziell unsere Wasserkur, heilt alle überhaupt heilbaren Krankheiten; denn ihre verschiedenen Wasseranwendungen zielen darauf ab, die Wurzeln der Krankheit aufzuheben; sie sind imstande:*

> *die Krankheitsstoffe im Blut aufzulösen,*
> *das Aufgelöste auszuscheiden,*
> *das so gereinigte Blut wieder in die richtige Zirkulation zu bringen,*
> *endlich den geschwächten Organismus zu stählen, d. i. zu neuer Tätigkeit zu kräftigen.“*

Später wird der geistliche Herr, der wenigstens soviel mit Menschen, die ein körperliches Gebrechen haben, umgeht als mit seelisch trostbedürftigen, vorsichtiger und entwirft den grandiosen Plan einer gesunden, vernünftigen Lebensführung, die nicht nur auf das körperliche, sondern auch auf das seelische Wohl Bedacht nimmt. In den Anwendungen wird er zurückhaltender: „*Dreißig Jahre lang habe ich sondiert und jede einzelne Anwendung an mir selbst probiert. Dreimal — ich gestehe es offen — sah ich mich veranlaßt, mein Wasserverfahren zu ändern, die Saiten abzuspannen, von der Strenge zur Milde, von großer Milde zu noch größerer herabzusteigen. Nach meiner heutigen, bereits siebzehn Jahre feststehenden und durch zahllose Heilungen erprobten Überzeugung wendet jener das Wasser mit den vorteilhaftesten Wirkungen und sichersten Resultaten an, welcher es in der einfachsten, leichtesten und schuldlosesten Form zu gebrauchen weiß.*"

Dafür kommt zu der Wasserkur, die er erstmals aus dem Buch des Doktors Johann Siegmund Hahn kennenlernte und todkrank an sich mit Erfolg erprobte, die Behandlung mit Heilkräutern, mit einer gesunden, keineswegs einseitigen Kostregelung und mit manchen anderen Mitteln, die man heute zum Teil schon wieder fast vergessen hat.

Zweifellos war Kneipp großzügig genug, auch aus seinen eigenen Fehlern zu lernen. Er schreibt: „*Ich warne vor jedem zu starken und vor jedem zu häufigen Anwenden des Wassers. Der sonstige Nutzen des Heilelementes kehrt sich in Schaden, das hoffende Vertrauen des Patienten in Furcht und Entsetzen.*"

Dazu kam wohl auch schon zu seinen Lebzeiten bei ihm und seinen Schülern die Erkenntnis, daß man nicht alle Krankheiten, die überhaupt heilbar sind, mit seiner oder irgendeiner anderen Wasserkur heilen kann. Wir würden heute sagen, es schälte sich allmählich eine „Indikationsliste“ heraus, die sich in hunderten Kneippkurorten und tausenden Kneippkuranstalten — von der Kneippbadestube im eigenen Heim ganz abgesehen — ausgezeichnet bewährt hat.

Ganz allgemein kommt Kneippen — und damit meint man im allgemeinen Kneipps Wasserkur — überall dort in Frage, wo die Lebensnerven bei der Entstehung der Krankheit oder bei der Heilung eine wesentliche Rolle spielen. Da die Lebensnerven — gemeinsam mit den Hormondrüsen — praktisch alle Lebensvorgänge steuern, ist es kein Wunder, daß Kneipp anfangs meinte, man könne „alle überhaupt heilbaren“ Krankheiten mit seiner wiederentdeckten Wasserkur heilen. Zumal eine stärkere Störung im Bereich der Lebensnerven fast jede Krankheit — auch die „organischste“! — imitieren oder auch auszulösen imstande ist. Man kann sich tatsächlich grün und blau ärgern — das heißt, durch Ärger eine solche Störung im Abbau der Blutfarbstoffe durch Beeinträchtigung der Leberarbeit bekommen, daß man eine schwere Gelbsucht davonträgt, und man kann — das war einer der ersten Fälle, die Kneipp behandelt hat — auch die Folgen einer infektiösen Gelbsucht (organischer geht es wohl kaum) mit Wickeln und mit Rettichsaft beschleunigt zum Verschwinden bringen.

Kneipp wurde in eine Zeit hineingeboren, in der der vielfältige Beschwerdenkomplex, den wir heute, um einer Regulationsstörung einen möglichst wissenschaftlichen Namen zu geben, „vegetative Dystonie" nennen, sicherlich schon sehr verbreitet war. Die Ärzte seiner Zeit standen diesem Phänomen viel hilfloser gegenüber, als wir dies heute tun. Kneipp wurde wahrscheinlich vor allem dadurch zu einem besonders gefeierten Apostel der Gesundheit, gerade dadurch zu einem sehr effektiven Helfer der Menschheit. Aus sehr ähnlichen Gründen ist seine Wasserheilkur — unserer Zeit angepaßt und nach ihren wissenschaftlichen Normen etwas abgewandelt — auch heute noch ein wirklich probates und brauchbares Mittel. Sei es, daß es gilt, einen überlasteten Menschen wieder arbeitsfähig zu machen, gelte es, die Folgen einer schweren Krankheit oder Verletzung auszuheilen oder auch eine rheumatische oder Stoffwechselstörung zu bessern.

Da die Lebensnerven praktisch in alle Funktionen des Körpers eingreifen, kann man durch zweckmäßige Wasseranwendung und Einhalten der Kneippschen Lebensregeln auch bei Krankheiten, die wir heute prinzipiell mit modernen Präparaten behandeln, eine zusätzliche Besserung erzielen. Es wird nur wenige Ärzte geben, die eine Streptokokkenangina nicht mit Antibiotika behandeln oder eine Behandlung ohne diese hochwirksamen Stoffe befürworten. Zu groß ist die Gefahr für Herz und Gelenke, ja für den ganzen Körper. Immer mehr Ärzte neigen aber dazu, die an sich sehr einfache und wenig zeitraubende Behandlung mit Tabletten und Spritzen durch Naturheilmaßnahmen, die die eigene Abwehrkraft des Körpers steigern, zu ergänzen. Allzu groß erscheint ihnen die Gefahr, der Organismus könnte sich daran gewöhnen, alle Abwehr chemischen oder biochemischen Einflüssen aus der Retorte zu überlassen, die die Zivilisation an ihn heranbringt. Die Kombination beider Verfahren gibt uns einerseits die Sicherheit, daß — um bei unserem Beispiel zu bleiben — die Angina durch die Antibiotika oder die Sulfonamide keine nachteiligen Folgen für den übrigen Körper haben wird und daß die Kneippschen Güsse, Wickel oder was immer der Arzt für zweckmäßig hält, dazu beitragen, daß der Patient nicht bald nach der ersten Erkrankung schon wieder eine zweite bekommt. Sie helfen außerdem mit, Schmerzen zu lindern und anderes Ungemach zu bessern.

Darüber hinaus ist Kneippen und nach Kneipp leben — ich denke dabei an die *ganze* Kneippsche Lehre und nicht nur an seine Wasserkur — zweifellos eine bewährte Methode, den modernen Zivilisationskrankheiten vorzubeugen. Allein die „Gefäßgymnastik", zu der der Körper von einem einfachen Guß, vom Taulaufen und so weiter, angeregt wird, trägt in der Tat dazu bei, die Blutgefäße jung zu erhalten, „Schlakken" aus dem Körper zu entfernen und die so wichtigen Regulationsmechanismen in Gang zu halten.

Den großen Überblick und die Notwendigkeit, das Leben des Menschen als Ganzes zu ordnen, wenn man Krankheit und nicht nur vorübergehende Infektionen bekämpfen will, sollte niemand vergessen, der sich der Kneippschen Wasserheilkunst verschreibt. Keiner, weder Patient noch Arzt, die wenig Erfolg sehen werden, wenn sie einen Teil dieses Gedankengutes aus dem Zusammenhang herausgreifen.

Jede Kur braucht ihre Zeit

Nach Untersuchungen bekannter Urlaubs-, Erholungs- und Kurspezialisten, wie Prof. Hittmair, Prof. Inama und Prof. Jungmann, ist es außerordentlich wichtig, daß bei jeder Kur ein bestimmtes Mindestmaß der Dauer eingehalten wird. Uralte Regeln fanden dabei wissenschaftliche Bestätigung. So kann man annehmen, daß eine Kur, die kürzer als 21 Tage dauert, kaum erfolgreich sein wird, ja für manche Menschen sogar gefährlich werden kann. Das gilt natürlich auch für die Kneippkur und die mit ihr verbundenen Wasseranwendungen. Denn zur Wirkung des Wassers, zum „Ableiten", zum „Auflösen" und so weiter, kommen natürlich noch der Ruheeffekt, der Klimaeinfluß und die gesamte Umstellung, die eine Kur nun einmal bedeuten, hinzu.

Die Kur kann nur dann ihre volle Wirkung entfalten, wenn der Kurplan genau eingehalten wird. Nicht umsonst erhält der Patient eine genaue Stundeneinteilung, in der sich Anwendungen, Spaziergänge, Ruhepausen und exakt bemessene Freizeit die Waage halten. Auch die Schlafdauer ist wichtig. Im Sinne Kneipps wird man den Schlaf allerdings meist nicht mit einem Schlafmittel erzwingen, sehr wohl aber einen beruhigenden Kräutertee und eventuell auch einen Schlaftrunk zu Hilfe nehmen.

Wer mit Wasser kurieren oder selbst damit geheilt werden will, muß sich vor Augen halten, daß alle „natürlichen" Mittel — die so wirksam sind wie die angeblich „unnatürlichen", chemischen, die aus dem Laboratorium gewonnenen — eben durch ihre Wirksamkeit auch schaden können! Schon mancher, der sich einbildete, das „Bißchen-mit-dem-Wasser-Spielen“, für das er das Kneippen hielt, auch ohne es gelernt zu haben, zu beherrschen, hat sich schon eine Nierenbekkenentzündung oder eine unangenehme Verschlechterung seiner rheumatischen Beschwerden anbehandelt. Wer Kneippen will, der muß es vorher ordentlich lernen, muß das nötige Gerät dazu — wenigstens eine richtige Gießkanne! — besitzen und muß sich an die Grundregeln halten, die wir noch näher beschreiben werden. Der beste Weg zum richtigen Kneippen ist sicherlich zuerst einmal eine richtige Kneippkur in einem anerkannten Kneippkurort. Dort läßt man sich vom Bademeister oder der Bademeisterin zeigen, wie man die einfachen Anwendungen selbst macht, und erst dann erhebt man das heimatliche Badezimmer zur Kuranstalt. Machen Sie aber auch für die „Kur daheim“ einen Zeitplan, gönnen Sie sich vor allem die Pause nach der Anwendung! Wer kneippt — und sei es noch so sachgerecht — und danach gleich hinaus ins feindliche Leben zieht, muß sich die Folgen selbst zuschreiben.

Kneippen heißt nicht nur Wasser anwenden

Es ist nicht von ungefähr, daß der Pfarrer Kneipp sich auch mit dem Seelenleben seiner Patienten beschäftigte. Früh erkannte er, daß alles Heilen mit Wasser oder Diät wenig Sinn hat, wenn es im Seelenleben nicht stimmt, und er hat immer wieder betont, wie wichtig es ist, sich auch mit den Sorgen und Nöten des Patienten zu befassen. So schreibt er in einem seiner Bücher: „*Denn wie viele waren hier, die nach langem Gebrauche der Wasserkur nicht besser daran waren und bei denen die neurasthenischen Schmerzen sich an allen möglichen Stellen wieder fühlbar machten! Die Betroffenen konnten nicht schlafen und nicht essen; sie verfielen in Melancholie, und erst als man den Zustand ihrer Seelen erkannte und man da Ordnung hineinbrachte, ging es mit den körperlichen Leiden auch besser.*“

Grundsätzlich glaubte Kneipp, daß der Mensch nur gesund werden könne, wenn er

Ordnung im Seelenleben
Ordnung im Alltag und
Ordnung im Ablauf seiner körperlichen Funktionen miteinander zu vereinen lerne. Deshalb griff er auch in seinen vielen Vorträgen und Büchern praktisch in alle Bereiche des menschlichen Lebens ein. Licht, Luft und Sonne predigte er ebenso wie vernünftiges Wohnen, ausreichende Arbeit und vollwertige Ernährung. Geradezu mit Seherblick schilderte er den modernen Manager, den Menschen, der keine Zeit mehr hat, weil er sich zu nichts mehr Zeit nimmt.

Daß keinesfalls nur das Wasser sein „Element“ war, geht auch aus einer anderen Äußerung hervor: „*Ich habe viele Jahre hindurch zum größten Teil mit Kräutern und weniger mit Wasser kuriert und dabei die schönsten Erfolge erzielt.*“ Er hat dabei — wie auch mit fast allen Wasseranwendungen — eine Regel der alten indischen und chinesischen Ärzte befolgt, wohl ohne viel von ihnen zu wissen. Denn er berichtet: „*... kein Kräutlein, kein Pulver, das ich nicht selbst versucht und als bewährt befunden habe!*“

WASSERHEILKUNDE

Wasser, vornehmlich kaltes Wasser, wurde immer wieder von Heilkundigen gepriesen und immer wieder als zu billiges und zu naheliegendes Mittel verachtet. Zum Teil dürfte es auch dadurch immer wieder in Verruf geraten sein, daß seine Anhänger meinten, man könne mit diesem „Naturprodukt" nicht schaden. Die moderne Kneippbewegung, die immer noch den „Guß" als den Königsweg der Heilung ansieht, kann sich schon auf Hippokrates berufen: „*So du weh hast in deinen Gliedern und Gelenken, begieße sie mit vielem und kaltem Wasser, und du wirst gesund!*" Schon diese ehrwürdige Anweisung enthält einen grundlegenden Fehler, den Kneipp sehr früh erkannte: Kalt ja, viel nein! Kneipp hat die Maxime der Kaltwasserbehandlung in knappen Worten geprägt: „*Kurz und kalt!*" und ist darüber hinaus selbst häufig schon zur Behandlung mit warmen Anwendungen übergegangen. Heute rechnet man bei der Kneippbehandlung im Durchschnitt schon mit 80 Prozent Warm- und nur 20 Prozent Kaltanwendungen. Das gilt allerdings für die Kuranstalten, beim Kneippen daheim dürften sich warm und kalt die Waage halten.

Güsse — der Königsweg alles Kneippens

„*Wer das Gießen versteht, ist ein Künstler in der Heilkunde*", betonte Kneipp immer wieder, und der Guß dürfte tatsächlich die wichtigste unter den Anwendungen sein. Sie ist zweifellos das typischste Mittel. So einfach das Gießen aussieht, wenn der erfahrene Bademeister den Schlauch ergreift, so kompliziert ist es in Wirklichkeit, einen richtigen Guß auszu-

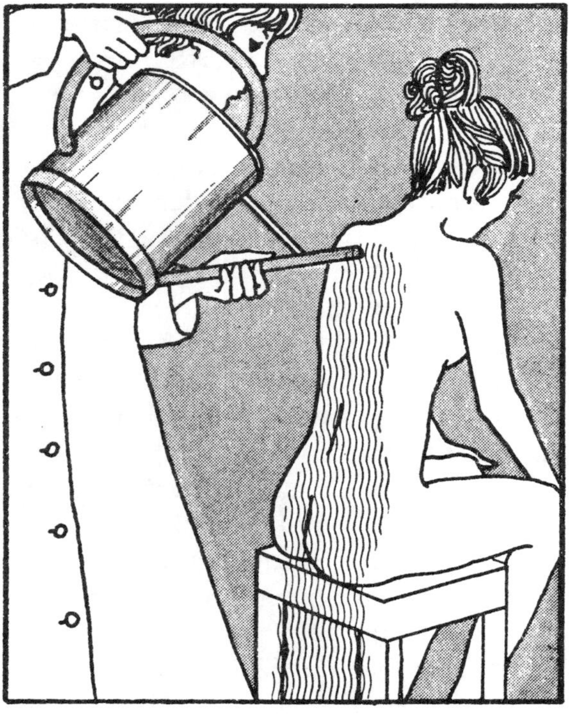

führen. Kneipp bevorzugte zeit seines Lebens als Werkzeuge die einfache Gießkanne (natürlich ohne Brauseansatz), die gleichzeitig das Maß für die Dauer des Gusses angibt. Heute verwendet man einen zwei bis drei Meter langen Schlauch von etwa 2 cm Durchmesser und läßt das Wasser unter solchem Druck herausfließen, daß es, wenn man den Schlauch senkrecht hält, etwa eine Handbreit hoch herauskommt. Für den kalten Guß kann man — von besonderen Verordnungen natürlich abgesehen — das Wasser so verwenden, wie es aus der Wasserleitung kommt. Wer sich eine kleine Kneippanlage einrichten will, läßt vom Installateur eine Mischbatterie anbringen, mit der man dann jede gewünschte Wassertemperatur einstellen kann. Für die Anwendung daheim genügt, wenn der Umbau Schwierigkeiten macht, der normale Schlauchdurchmesser.

Richtiger Wasserdruck und richtige Schlauchdicke garantieren den richtigen „Wassermantel", der bei einem gut ausgeführten Guß während der ganzen Gießdauer unverändert auf der Haut entsteht. Dieser Wassermantel ist wichtig, damit sich darunter die Körperwärme ansammeln kann. Wie sehr Übung den Meister macht, zeigt sich auch an der Beobachtung, daß sich die Körperwärme beim geübten Kneippanhänger in der Haut schon erhöht, wenn der Patient den Schlauch, aus dem der Guß kommen wird, nur sieht.

Bevor man aus therapeutischen Gründen bei sich oder anderen irgendeinen Guß ausführt, sollte man an einem Gesunden — oder an einem gesunden Körperabschnitt — üben. Das Wichtigste ist der schon erwähnte Wassermantel, der den behandelten Hautabschnitt die ganze Dauer der Behandlung möglichst gleichmäßig bedecken soll. Nur so kann es zu der erwünschten Reaktion kommen, die sich beim kalten Guß (und auch beim selten ausgeführten warmen) durch eine deutliche Rötung der Haut anzeigt. Diese Rötung und ein gleichzeitig meist auftretendes Wärme- (oder auch schmerzähnliches) Gefühl gibt das Ende der Behandlungszeit an, die man — das sei besonders festgehalten — bis zum Eintritt der Reaktion und nicht in Minuten bemißt.

Der Patient muß vor dem Guß gut warm haben, er darf keinesfalls frösteln, und wird angewiesen, während des Gießens tief und ruhig zu atmen. Kneipp schreibt wörtlich: „*Wer sich kalt fühlt und wen fröstelt, der darf den Guß nicht nehmen, er stelle denn zuerst die richtige Naturwärme her, sei es durch Bewegung, sei es durch künstliche Nachhilfe, etwa den Fuß- oder Kopfdampf ... Bei Kränklichen und Schwächlichen darf, ja soll das Wasser temperiert (‚abgeschreckt') werden und wenigstens die Temperatur haben, welche das Wasser in Badeanstalten zur Sommerszeit hat* (15—18° R *)." Wichtig ist es, daß der Behandelte nie im abfließenden Wasser steht. Für Knie- und Schenkelgüsse ist zu diesem Zweck ein Lattenrost, den man einfach in die Badewanne legt — oder auf den Fußboden des Badezimmers, falls dieser mit einem Abfluß versehen ist —, die einfachste Lösung. Heute erhält man zu diesem Zweck schon entsprechende Roste aus Plastik, die natürlich noch praktischer und haltbarer sind. Sie haben den Vorteil, daß sich an ihnen kaum die so lästigen Hautpilze ansiedeln und von hier auf die Haut des nächsten Patienten überwechseln können. Holzroste sollte man von Zeit zu Zeit mit einer pilztötenden Flüssigkeit behandeln.

Grundsätzlich wichtig ist es für alle Kneippanwendungen, daß der Patient nirgends am Körper schnü-

* 15–18° Reaumur = 18,8–22° Celsius

rende Kleidungsstücke trägt. Gerade die Blutzirkulation soll ja angeregt werden, und alles Schnürende kann dabei sehr störend wirken. Ich denke als einleuchtendes Beispiel für die „Fernwirkung" einer Abschnürung an einen Patienten, der seine Herzschmerzen, die anfallsweise immer wieder auftraten, sofort verlor, nachdem er ein Gummiband, das er am Ringfinger der linken Hand für Bürozwecke stets „bereithielt", abnahm. Die Abschnürung des Fingers hatte sich offensichtlich am Herzen ausgewirkt.

Nach dem Guß werden die behandelten Körperpartien nicht abgetrocknet. Man streift das überschüssige Wasser ab und zieht sich dann entweder an oder legt sich zu Bett. Von dieser Regel sollte man heute verschiedene Ausnahmen machen. Vor allem Hände und Füße und — sofern zum Beispiel der selten durchgeführte Kopfguß gemacht wurde — behaarte Körperstellen werden besser abgetrocknet. Das ist nicht nur eine Vorbeugung gegen doch mögliche Erkältungen, sondern bei Füßen und Händen auch wichtig als Vorbeugung gegen den leider so häufig gewordenen Pilzbefall.

Güsse gegen „Nervenfieber"

Vor der Beschreibung der einzelnen Güsse ein kurzer Blick in die Geschichte der Wasserheilkunst. Wir erfahren von einem Schüler Vinzenz Prießnitz', daß die Ehre, die Übergießungen erfunden zu haben, einem englischen Arzt namens Currie gebühren soll, der sie bei „Nervenfieber" bei den Matrosen der englischen Kriegsmarine anwandte. Wir sind heute nicht ganz sicher, ob mit Nervenfieber eine seelische

Erkrankung bzw. eine Geisteskrankheit oder einfach der Typhus gemeint war. Das Verfahren — an dem nicht wenige starben — entsprach jedenfalls den rauhen Sitten der Seefahrer: Die Kranken wurden an einen Mast gebunden und fortwährend mit Seewasser übergossen. Die Erfolge sollen so verblüffend gewesen sein, den Ergebnissen der damaligen Schulmedizin so weit überlegen, daß Currie weithin berühmt wurde. „*Prießnitz*", so schreibt unser Gewährsmann weiter, „*hat kalte Übergießungen, soviel ich weiß, nur bei zwei Hunden, die mit Tollwut behaftet waren, angewandt, und zwar mit gutem Erfolg.*" Wir dürfen heute füglich bezweifeln, daß die beiden Hunde Tollwut hatten. Prießnitz hat aber jedenfalls den Guß nicht verwendet.

Gesichtsguß

Ein Handtuch wird um den Hals gelegt, und der Patient beugt sich über das Waschbecken oder die Badewanne. Mit aufwärts gerichtetem Schlauch — sonst hält man den Schlauch meist wie einen Bleistift abwärts — beginnt man die „Begießung" rechts, kreist mehrmals über das ganze Gesicht und macht dann noch einige Längs- und Querstriche, die die Stirn miteinbeziehen. Auch nach dem Gesichtsguß soll gut abgetrocknet werden. Bei empfindlicher Haut empfiehlt sich eine gute Gesichtscreme.

Augenguß

Als Behandlung nur wenig wirksam, ist der Augenguß ein ausgezeichnetes Erfrischungsmittel, wenn man sich eine Nacht um die Ohren schlagen mußte. Er wirkt in diesem Fall meist sogar besser als ein Gesichtsguß. Bei geschlossenen Augen — besonders tapfere Kneipper machen ihn, wie das Augenbad, auch mit offenen Augen — fährt man mit dem Wasserstrahl mehrmals in der Längsrichtung hin und her. Bei offenen Augen darf der Augenguß nur ganz kurz die Augäpfel treffen. Längere Kühlung der Augen (abgesehen vom Notfall, wenn man zum Beispiel Kalk ausspülen muß) ist kaum zweckmäßig.

Kopfguß

Eine seltene Anwendung, wenn man von der Gewohnheit mancher Menschen, als „Weckmittel" ihren Kopf einfach unter die kaltfließende Wasserleitung zu halten, absieht. Der richtig durchgeführte Kopfguß beginnt rechts hinter dem Ohr entlang der Haargrenze. In immer kleiner werdenden Kreisen geht man — rasch — auf das Zentrum zu. Der sicherlich erfrischende Kopfguß, der zur Intervallbehandlung bei manchen Migränepatienten geeignet ist, sollte keinesfalls durchgeführt werden, wenn sich der Patient nicht wohlfühlt. Er ist bei Neben- und Stirnhöhlenkatarrh verboten!

Armguß

Als kalter Guß (sofern nicht für besondere Fälle ausdrücklich verordnet) bei Schmerzen in der Herzgegend verboten, da der Kältereiz einen Angina-pectoris-Anfall auslösen kann! Sehr gut wirkt sich der Armguß meist bei Frauen mit ständig kalten

Händen aus. Man muß hier freilich darauf achten, daß alle Grundregeln des Gießens — warm gehaltener Patient, warmer Raum, kalter Guß bis zum Eintritt

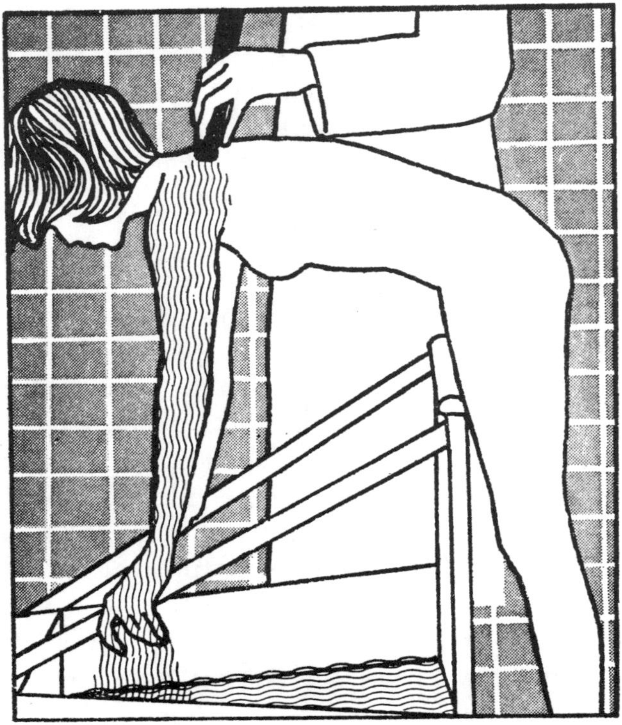

der Reaktion — streng eingehalten werden, sonst kann sich die Wirkung auch ins Gegenteil verkehren. Immer wieder sieht man Patienten, die berichten, die „Kaltwasserkur" habe ihnen nicht nur nicht geholfen, sie habe die Beschwerden sogar noch wesentlich verstärkt.

Man kann bei praktisch allen diesen Fällen immer noch einen guten Erfolg erzielen, wenn man dafür sorgt, daß der Guß richtig durchgeführt wird.

Brustguß

Werden beim „verlängerten Armguß“ die Schulterblätter — oder nach anderen Autoren die Flanken — in das Gießprogramm mit einbezogen, so ist der Brustguß ein Armguß unter Einbeziehung der Brustgegend. Man gießt zuerst den rechten Arm ab, wechselt über zum linken und geht dann von der Innenseite des linken Armes auf die linke Achselhöhle und von hier auf die Brust über. Bei Herzstörungen kommt man in der gleichen Art besser von rechts. Die Brust wird mit dem Wasserstrahl mehrmals umkreist. Bei Frauen gießt man nicht direkt auf die Brust, sondern umgießt beide Brüste in Achterform. Zur besseren Durchblutung und als leichte Nachhilfe für eine kräftigere Brustentwicklung wird allerdings auch die direkte Abgießung der Brüste empfohlen.

Oberguß

Man kann über die Notwendigkeit einer Bekleidung während der Gießprozedur verschiedener Meinung sein. Eine alte Kneipptradition verlangt, daß Patient und Patientin eine Art Badehose tragen, die während der ganzen Behandlung die Schamgegend verdeckt. Wichtig scheint mir zu sein, daß beim Gießen kein Kleidungsstück naß wird und daß Patient und Patientin, wenn die Quasibadehose feucht geworden ist, sie sofort nach der Anwendung ausziehen. Beim Oberguß, der wie ein Armguß beginnt, empfehle ich stets völliges Ablegen der Bekleidung — mit Ausnahme der traditionellen „Hose". Zu groß scheint mir sonst die Gefahr zu sein, daß die zusammengeschobene und mit einem Handtuch notdürftig geschützte Unterkleidung (Hose, Rock und so weiter) stark abschnürend wirkt und auch die Atmung beeinträchtigt. Abschnürung und mangelhafte Atmung wirken sich aber zweifellos schlecht auf den Effekt eines Gusses aus.

Während des Obergusses soll der Patient ruhig und tief atmen. Der Gießverlauf entspricht dem Brustguß, nur geht man vom linken Arm auf die Brust über und wandert dann mit dem Schlauch von der rechten Brustseite her — einen breiten Wassermantel erzeugend — über den Rücken, wartet auch dort die Rötung ab, die die richtige Reaktion anzeigt, und geht dann wieder auf den linken Arm über und den linken Arm abwärts. Der Hals wird bis zur Haargrenze mit einbezogen, die Haare sollen aber trocken bleiben. Entweder schützt man sie mit der freien Hand oder läßt den Patienten eine Badehaube tragen.

Der Oberguß ist eine kräftige und eine kräftigende Anwendung, die sich auf alle Brustorgane, vor allem natürlich auf die Lunge, aber auch auf den Kreislauf und nicht zuletzt auch auf die Bauchorgane auswirkt. Er fördert die Lösung von Verschwartungen im Lungenbereich, regt die tiefe Durchlüftung der Lunge an und ist daher auch für manchen Emphysematiker (Patienten mit Lungenblähung) angezeigt.

Gerade am Beispiel der Lungenblähung läßt sich der Wert der Kneippschen Anwendungen sehr gut demonstrieren. Dieses bei älteren Menschen sehr häufige Leiden wird von der Medizin noch sehr vernachlässigt. Man beschränkt sich meist auf Medikamente, die die begleitende Bronchitis — die oft auch eine Mitursache ist — bekämpfen und die Atmung etwas erleichtern. Wirkliche Besserung oder wenigstens Verzögerung der allmählich fortschreitenden Atemkapazitätsverminderung lassen sich erfahrungsgemäß nur mit aktiven Methoden erreichen. Zu denen zählt das Kneippen ebenso wie gezielte Atemübungen (wie sie z. B. J. L. Schmitt angegeben hat).

Wir werden den Knieguß noch als Mittel zur „Ableitung" des Blutes aus dem Kopf kennenlernen. Oft erzielt der Oberguß eine nachhaltigere Wirkung bei Kopfschmerzen und Migräne. Vielleicht, weil im Brust- und Bauchraum mehr „Höhlen" bereit sind, das abgeleitete Blut aufzunehmen.

Knieguß

Besonders bei den Güssen, die die untere Körperhälfte betreffen, sollte man darauf achten, daß alle Regeln, die für das Gießen grundsätzlich gelten, genau eingehalten werden. Wir wissen heute, daß man sich durch nichts so leicht „erkälten" kann als durch eine Abkühlung im Bereich des Unterkörpers. Dazu kommt noch — vor allem bei Frauen — die Empfindlichkeit der Blase und der Unterleibsorgane (von den Nierenbecken ganz abgesehen) gegen Abkühlung. Ist der Patient vor dem Guß nicht gut angewärmt oder fröstelt er gar nach oder während des Gusses, so muß man mit einer recht unangenehmen Störung rechnen, die man leider bei „Amateurkneippern“ auch immer wieder beobachten kann.

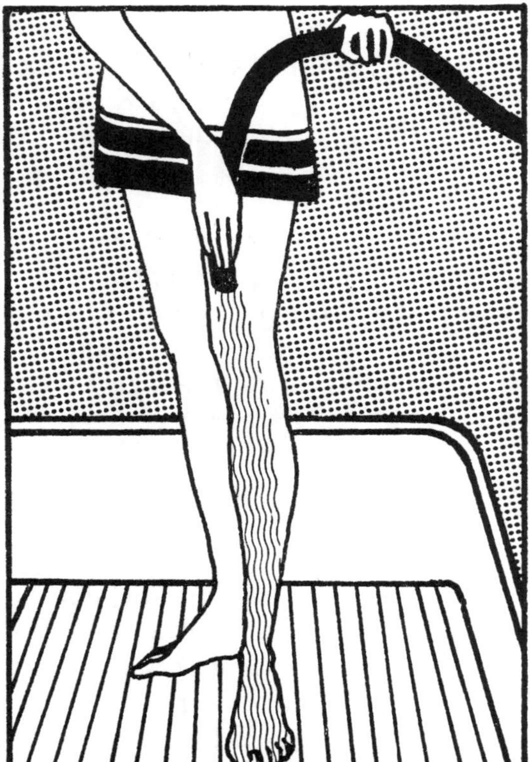

Beherzigt man diese Warnung, so ist der Knieguß jene Kneippanwendung, die sich für den Anfang am besten eignet. Er kann auch — und das macht ihn für die Hauskrankenpflege so gut geeignet — im Bett verabreicht werden, wenn der Kranke nur „Querbett“ sitzen, das heißt, wenn er sich auf und an den Rand des Bettes setzen kann. Bei manchen Patienten ist dann der Knieguß ein besseres Mittel, das Fieber herabzudrücken als der sonst dafür übliche kalte Wickel.

Macht ein Helfer den Knieguß — den man auch sehr gut allein ausführen kann —, so stellt er sich zuerst hinter den Patienten und fängt mit dem Gießen an der Außenseite des rechten Fußes an. Man begießt zuerst einige Zeit den Fußrücken und zieht dann an der Außenseite der Wade hoch bis nach hinten zur Kniekehle, wo man solange — den Schlauch langsam bewegend — bleibt, bis die Reaktion eingetreten ist. Dann geht man wieder zurück bis zum Fußrücken, wechselt über auf das linke Bein, an dem man aber nur hochfährt. Dann wechselt man neuerlich nach rechts und wartet auf die Reaktion. Erst dann wechselt man wieder nach links und geht langsam abwärts. Dann dreht sich der Patient um, und man verfährt nun vorn nach dem gleichen Schema wie an der Rückseite. Abschließend kann man noch die Sohlen begießen.

Schenkelguß

Ähnlich wie beim Knieguß beginnt man beim rechten Fuß, fährt aber mit dem Schlauch hoch bis zum Gesäßmuskel, an dem man den Wassermantel wirken läßt, bis die Reaktion eingetreten ist. An der Innenseite des rechten Beines zieht man dann wieder abwärts, wechselt nach links, zieht hoch und geht von hier — wie beim Knieguß — ohne Abwärtsbewegung wieder nach rechts. Von hier neuerlich nach links überwechseln und an der Innenseite des linken Beines nach abwärts. Danach umdrehen und die gleiche Prozedur von vorne, wobei die Gießgrenze durch die Leistengegend markiert wird. Das Schienbein soll weder beim Knieguß noch beim Schenkelguß längere Zeit unter dem Wassermantel bleiben oder direkt angegossen werden.

Unterguß

Ein erweiterter Schenkelguß, bei dem zum behandelten Hautbereich noch der Unterleib vorne und hinten bis zum Rippenrand hinzukommen. Am Bauch wird in der Verlaufsrichtung des Dickdarms kreisend gegossen, wobei die Blasengegend tunlichst vermieden werden soll. Auch hier kann man zum Abschluß noch die Fußsohlen abgießen.

Rückenguß

Durch die Behandlung praktisch der ganzen Rückseite des Patienten ist diese Anwendung eine der stärksten überhaupt. Um eine allzu einseitige Blutverteilung zu vermeiden, bekommt der Patient, nachdem die Rückseite beider Beine einschließlich Gesäßmuskeln behandelt wurde (Beginn wieder rechts, wie bei Knieguß), mit dem Schlauch etwas Wasser in die linke Hand, damit er sich Brust und Herzgegend abwaschen kann. Auch der Rücken wird vor der Abgießung vom Gießenden mit der Hand gewaschen, um die Haut auf den Guß vorzubereiten. Die obere hintere Körperhälfte wird dann, wieder rechts beginnend, unter Einschluß der Arme begossen. Ein direktes Begießen der Wirbelsäule soll dabei vermieden werden.

Grundsätzlich ist der Rückenguß eine Anwendung, die nur nach ärztlicher Verordnung und nur von geübten Gießern durchgeführt werden sollte. Das gleiche gilt für den **Vollguß,** bei dem der ganze Körper mit Ausnahme des Kopfes systematisch abgegossen wird. Da es sich um eine sehr gezielte Maßnahme handelt, soll man keineswegs den Vollguß mit einer kalten Dusche verwechseln, die zwar als Erfrischungsmittel sicherlich ihre Berechtigung hat, in ihrer Wirkung auf die Blutverteilung im Körper, auf die Anregung des Stoffwechsels, der Drüsentätigkeit und so weiter anders — wahrscheinlich als schwächer — zu beurteilen ist. Eine kalte Dusche kann jeder nehmen, der sich an das kalte Wasser gewöhnt, der Vollguß sollte als Behandlungsmaßnahme reserviert bleiben. Zur

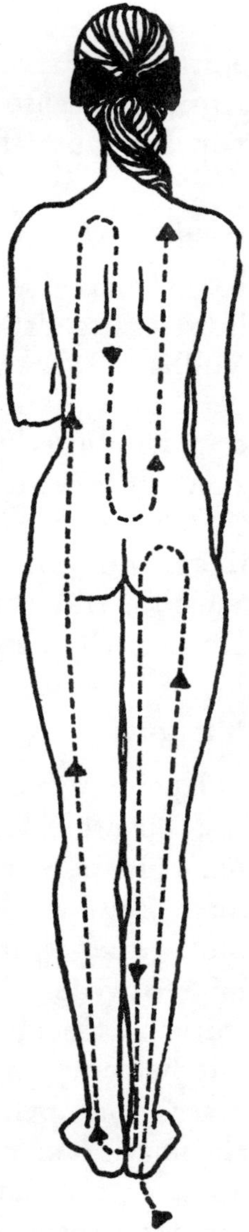

Alte Gießanweisung für den Rücken nach Dr. Baumgarten

einfachen Erfrischung tun es Arm-, Gesichts- und Knieguß ebenso gut und ohne wesentliche Belastung von Herz und Kreislauf.

Abgießung

nennt man das einfache kurze Abgießen (mit möglichst breitgedrücktem Schlauchende) etwa nach einem Vollbad. Hier wartet man keine Reaktion ab, sondern gießt (wieder am rechten Fuß beginnend) zuerst den Unterkörper — Rückseite, dann Oberkörper, zuerst Rückseite, dann rechte Vorderseite bis hinunter zum rechten Fuß und linke Vorderseite, bis zum linken Fuß ab. Alles rasch, stets mit breitgedrücktem Schlauch (dünnerer Wassermantel) und ohne an einer Körperstelle längere Zeit zu verweilen.

Blitzguß

Kneipp wendete dafür einen Gartenschlauch an und ließ ebenfalls die Grundregel „kurz und kalt" gelten. Heute, mit den technischen Einrichtungen unserer Zeit, macht man den Blitzguß wirkungsvoller und gezielter mit ein bis drei Atmosphären Druck und entweder auch mit kaltem oder — wie es der verstorbene Kneipparzt Dr. Fey angegeben hat — auch mit heißem Wasser. Gerade der **Heißblitz** wurde zu einer sehr beliebten Anwendung, die sowohl bei rheumatischen Erkrankungen sehr gute Dienste leistet als auch im Kampf um die Schönheit — wenn man an der richtigen Stelle einige Pfunde verlieren will. Hier wirkt ja nicht nur die Temperatur des Wassers auf die Haut, wir haben auch eine sehr kräftige Massagewirkung zu erwarten, die den Stoffwechsel ihrerseits örtlich stark anregt.

Blitzgüsse — ob heiß oder kalt — kann man praktisch nur in einer Kneippanstalt richtig durchführen. Sie sind für den Hausgebrauch ungeeignet. Es gibt den „Knieblitz", den „Schenkelblitz", den „Rückenblitz" und den „Vollblitz". Am Ende des

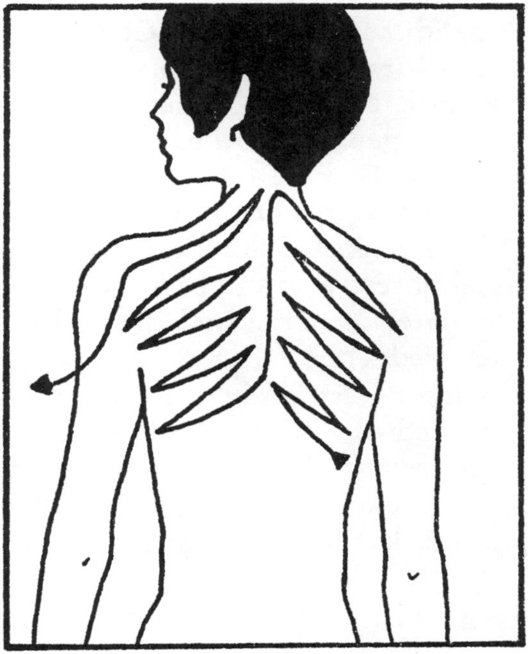

Vollblitzes wird meist die Kneippregel durchbrochen und der Patient einem „Regen" ausgesetzt, der im wesentlichen einer Dusche sehr ähnlich ist.

Alles in allem sind die Blitze sehr wirksame Mittel, die man heute aus der Kneippbehandlung gar nicht mehr wegdenken kann. Sie kommen — wie die übrigen Güsse — auch als „Wechselblitz" — also heiß und kalt — in Frage. Wechselguß und Wechselblitz stammen nicht von Kneipp selbst, sie sind erst etwa dreißig Jahre alt.

Wechselgüsse

Grundsätzlich kann man jeden Guß als Wechselguß verabreichen. Wirklich zweckmäßig ist diese Anwendungsform aber vorwiegend beim Arm-, Schenkel-, Knie- und Oberguß. Wie beim Wechselbad wird im allgemeinen der Guß kalt beendet, aber auch hier sollte man eine Ausnahme machen: bei Durchblutungsstörungen empfiehlt sich häufig der warme Guß als Abschluß. Die Temperatur des warmen Wassers sollte nicht unter 38 Grad und nicht über 42 Grad liegen, man wechselt zweimal, wenn eine besonders intensive Wirkung erwünscht ist, dreimal. Am wichtigsten sind Wechselgüsse für Patienten, bei denen die reaktive Erwärmung nicht richtig eintritt. Ein Wechselguß ist also zum Beispiel angezeigt, wenn sich die Haut nach dem kalten Guß nicht rötet.

Waschungen

„Diejenige Ganz- oder Teilwaschung wird die beste sein, die am gleichmäßigsten geschieht und am kürzesten dauert; über 1, längstens 2 Minuten darf keine währen." Dies und die Aufforderung, rasch und

energisch zu waschen, ohne viel zu reiben oder zu kneten, sind die Hauptpunkte der Kneippschen Waschungsanweisungen. Er verwahrt sich energisch gegen seine Kritiker: „... *man verschone mich mit dem Vorwurfe, daß ich die Patienten unmäßig lange im kalten Wasser belasse, was den also Mißhandelten Rheumatismen, Gelenkrheumatismen u. A. nothwendigerweise zuziehen müsse.*"

Auch gilt wieder die Grundregel, daß der Patient nicht frösteln darf. Die „Naturwärme" soll ja nicht gestört, sondern gefördert werden.

Grundsätzlich unterscheidet man Ganz- und Teilwaschungen, wobei wieder nachdrücklich betont sei, daß es gar nicht gleichgültig ist, welchen Körperteil man wäscht und welches Ausmaß das behandelte Hautareal hat.

Am wirksamsten sind Waschungen, wenn sie morgens unmittelbar dem noch bettwarmen Patienten verabreicht werden — Waschungen zu anderer Tageszeit werden ausdrücklich verordnet.

„Wasch-Werkzeug" ist ein mehrfach gefaltetes, grobporiges leinenes Handtuch, das man in kaltes, frisches Wasser taucht. Ist der Patient schwächlich, so verschreibt Kneipp — und verschreiben auch heute die Kneippärzte — „temperiertes" Wasser, wie wir es schon bei den Güssen erwähnt haben.

Bei den Waschungen lernen wir zum ersten Mal „Zusätze" kennen. Man wäscht nicht nur mit kaltem, lauem oder heißem Wasser, sondern kann auch mit Erfolg Essig (im Verhältnis 1/3 Essig, 2/3 Wasser — niemals Essigessenz statt Essig!), etwas Kochsalz oder einen Kräuterabsud zusetzen.

Ganzwaschung

Kneipp unterschied die Ganzwaschung für den Gesunden und die für den Kranken. Arme und Beine sowie der Vorderkörper werden mit dem in kaltes Wasser getauchten Leinenhandtuch schnell und ohne besonderen Aufenthalt an einer Stelle abgewaschen. Für den Rücken muß, wenn man sich selbst wäscht, jeder seine eigene Methode finden. Die Ganzwaschung soll in einer, spätestens zwei Minuten beendet sein. Kneipp verordnete auch dem Gesunden zuerst das Waschen der Brust und des Unterleibs, dann kamen der Rücken und zum Abschluß Arme und Beine.

Nach dem Waschen ließ er aber die Gesunden ohne abzutrocknen rasch die Kleider anziehen und trug ihnen auf, *„Arbeit oder Bewegung bis zur völligen Erwärmung und Trocknung der Haut"* auszuführen. Heute sind wir von dieser Methode abgekommen, zumal sich die moderne Wäsche für solche Prozeduren kaum eignet. Wer Zeit hat, kann sich ohne Abtrocknen noch für eine halbe Stunde ins Bett legen, wer anschließend arbeitet, muß sich ordentlich abtrocknen.

Bei Schlaflosigkeit ist die Ganzwaschung oft ein gutes Hilfsmittel, während kalte oder warme Bäder den Patienten meist zu stark anregen.

Kranke setzen sich für die Ganzwaschung im Bett auf. Dann wäscht man rasch den Rücken. Der Patient legt sich wieder hin, Brust und Unterleib werden gewaschen; anschließend Arme und Beine. Beim Kranken dauert die Waschung etwas länger, doch soll man auch hier nicht zuviel Zeit verlieren. Ganzwaschungen sind vor allem bei sonst gesunden Menschen gegen Fieber, bei Grippe und anderen Erkältungskrankheiten zu empfehlen und werden als ganz besonders angenehme Erfrischung empfunden.

Vor allem bei schwächlichen Patienten und gegen starkes Schwitzen hat schon Kneipp den Essigzusatz empfohlen, der erfrischend und stärkend wirkt. Er wird heute etwas weniger angewendet, weil die Haut mancher Patienten gelegentlich ungünstig reagiert. Wenn der Kranke das Essigwasser gut verträgt, sollte man auf diese stärkende Waschung nicht verzichten.

Teilwaschungen

Diese Form des Kneippens ist die behutsamste Anwendung der Wasserheilkunde. Nach den Regeln der Ganzwaschung — wobei man heute meist mit dem rechten Arm beginnt, Hals, Brust und Bauch bis zur Nabelhöhe wäscht und daraufhin die linke Hand und den linken Arm — wird der Oberkörper bei der **Oberkörperwaschung** bzw. der Unterkörper bei der **Unterkörperwaschung** zügig so abgewaschen, daß ein dünner und gleichmäßiger Wasserfilm auf der Haut entsteht. Bei der Unterkörperwaschung wird beim Kranken während der Waschung des einen Beines das andere zugedeckt.

Man kennt noch verschiedene Teilwaschungen, wie die Leibwaschung, bei der man mit kreisförmigen Strichen, 20- bis 30mal, am rechten Unterbauch beginnend, mit dem nassen Tuch über den Bauch streicht. Kneipp selbst empfahl: „. . . . *ob der Finger oder die Zehe, der Fuß oder Hand und was immer entzündet sei — überall und stets lösche man, wo es und wann es brennt.“*

Natürlich kann man Waschungen auch in ein gesamtes Kurprogramm einbauen, wobei Kneipp gerne die Anwendung von Hemden, Wickeln und Bädern mit Ganzwaschungen kombinierte.

Bäder

Mit Bädern wurde und wird verhältnismäßig viel gesündigt. Vor allem dort, wo Fanatismus eine Rolle spielt. Kneipp, der schon sehr früh für Mäßigung eintrat, schrieb: *„Je kürzer das Bad, desto besser die Wirkung“*, freilich mußte er auch gestehen: *„. . . . daß ich vor ungefähr zwanzig Jahren selbst noch anderer Meinung war, Bäder von längerer Dauer anrieth und im Glauben lebte, die Wasserheilanstalten könnten von der besten Methode nicht weit abirren.“* Als Höchstdauer für ein kaltes Bad galt schon damals: *„. . . ich verwerfe ein jedes, das über drei Minuten dauert.“*

Heute sind wir noch strenger geworden, zum Teil deshalb, weil die Menschen noch weniger abgehärtet sind: Wir verordnen kalte Bäder außerordentlich selten und warnen die meisten Menschen, auch die Gesunden, davor. Wird trotzdem ein kaltes Bad verordnet, so soll es nur einige Sekunden (fünf bis zehn oder noch kürzer) dauern. Das beste Zeichen dafür, daß das Bad einen vorteilhaften Einfluß hat, sehen wir in der Rötung der Haut und im Wohlbefinden des Patienten, der sich ja grundsätzlich bei allen Anwendungen gut fühlen soll.

Vollbäder

Kalte Vollbäder kommen gegebenenfalls zur Abhärtung in Frage. Man beginnt damit — jedenfalls nach ärztlicher Untersuchung — am besten in der warmen Jahreszeit. Bevor man ins kalte Wasser steigt, benetzt man Stirn, Brust und Rücken mit dem Wasser, um dem Körper einen größeren Schock zu ersparen.

Das **warme Vollbad,** das man heute fast nur mehr zur Vorbereitung einer Kaltanwendung verordnet, wurde von Kneipp zum Wechselbad verschrieben, wobei er entweder nach einem halbstündigen warmen Bad ein kurzes kaltes oder eine kalte Abwaschung empfahl oder das Bad dreimal wechseln ließ: je 10 Minuten warm und eine Minute kalt. Mit kaltem Wasser mußte ohne Ausnahme abgeschlossen werden.

Ob man ein warmes Vollbad zu Reinigungszwekken, zu anderen Anwendungen nehmen darf oder nicht, sollte stets der Arzt entscheiden. Eine der häufigsten Störungen nach übermäßiger Badeanwendung ist Schlaflosigkeit.

Erwähnt seien noch die von Kneipp gar nicht gebrauchten und auch in der Kneippkur heute nur wenig verordneten **Überwärmungsbäder,** die vor allem von Maria Schlenz (1881—1946), einer Laienbehandlerin, und in der Folge von Prof. Lampert wieder in die Therapie eingeführt wurden. Sie kommen vor allem bei der Behandlung schwerer Infektionskrankheiten in Frage. Gerade hier gelingt es manchmal, unter sachverständiger Leitung erstaunliche Erfolge zu erzielen.

Teilbäder

Das Eintauchen eines Körperteiles in kaltes oder warmes Wasser lenkt Blut in den behandelten Körperabschnitt und hat überdies auch noch Wirkungen auf innere Organe, deren Nerven mit dem behandelten Hautabschnitt in Verbindung stehen. Auch hier ist eine Anwendung — mit Recht — aus der Behandlung in den Kneippanstalten fast verschwunden: das **kalte Kopfbad.** Kneipp hat schon darauf hingewiesen, daß man die Haare danach vollständig trocknen muß, um nicht die Gefahren einer schweren Neuralgie heraufzubeschwören. Wir glauben, daß man auch auf das Kopfbad ohne Schaden verzichten kann.

Zum **Kopfbad** noch ein Wort über das Haar: Von ärztlicher und kosmetischer Seite gibt es unzählige Empfehlungen gegen den Haarausfall, der gerade in unserer Zeit so vielen Menschen — auch Frauen — Kopfzerbrechen macht. Ein Großteil der Verordnungen bezieht sich auf verschiedene Formen der Haarwäsche. Da werden Schampuns empfohlen, die die Kopfhaut „ernähren", da gibt es Rezepte für tägliche Kopfwäsche, Verbote, den Kopf nicht öfter als einmal in drei Wochen zu waschen und anderes mehr. Nach den neuesten Forschungen ist es sehr wahrscheinlich, daß man mit äußeren Maßnahmen den Haaren weder schaden noch nützen kann, wenn man von einer künstlich gesetzten Entzündung, die den Haarboden natürlich schädigt, absieht. Der Haarausfall wird offensichtlich von hormonellen Faktoren gesteuert — oder von Schäden, wie z. B. eine therapeutische Röntgenbestrahlung gegen eine Geschwulst im Kopf, eine schwere Infektionskrankheit und so weiter — und läßt sich durch Maßnahmen, die nach der Schädigung vorgenommen werden, nicht mehr beeinflussen. Dazu kommt, daß die Haare nicht sofort, sondern erst einige Monate nach dem schädigenden Ereignis ausfallen, man kommt also mit aller Hilfe rettungslos zu spät. Was man erreichen kann, ist eine Verbesserung des äußeren Aspekts der Haare (sie sehen schöner aus, wenn sie nicht zu fett sind und so weiter). Ein Schaden kann — so meinen wenigstens derzeit die Haarspezialisten — z. B. durch tägliche Haarwäsche mit einem geeigneten Mittel nicht entstehen, er kann aber auch mit dem besten Mittel nicht mehr rückgängig gemacht werden, da das ausfallende Haar ja schon lange „tot" ist und nicht „wiedererweckt" werden kann.

Kalte Sitzbäder

Auch mit kalten Sitzbädern gehen wir verhältnismäßig vorsichtig um, wenn auch gerade diese Anwendung heute wieder beliebter wird. Der bekannte Kneipparzt Dr. Josef H. Kaiser nennt das kalte Sitzbad sogar *„eine leichte Form der Anwendung"*. Kaum bei einer anderen Form der Kneipptherapie ist es so wichtig, daß die Füße warm sind und auch nicht auf einer kalten Unterlage ruhen. Bei Unterleibsleiden, vor allem bei Frauenleiden und Blasenstörungen, darf das kalte Sitzbad nur ausnahmsweise angewendet werden.

Ob sich ein Mensch unserer Zeit noch an Kneipps Vorschlag hält, die kalten Sitzbäder zur Abhärtung

„am besten Nachts vom Bette aus“ zu nehmen, sei dahingestellt. Der Vorteil, *„das Auskleiden bleibt erspart“*, dürfte manchen Nachteil kaum aufwiegen.

Warme Sitzbäder

Diese Anwendung wird vorwiegend als Kräuterbad verordnet. Dabei wird der Patient, der in einer

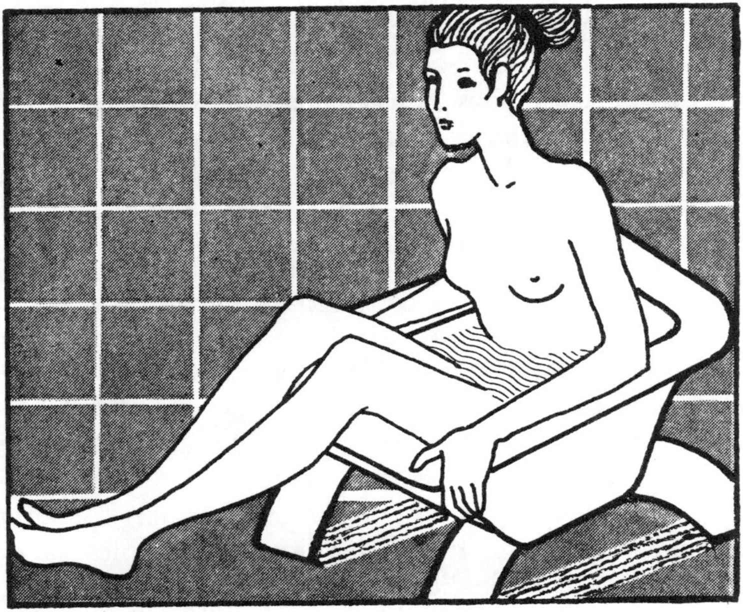

richtigen Sitzbadewanne Platz genommen hat (Wassertemperatur 38 bis 40 Grad Celsius), mit Tüchern und Wolldecken gut eingepackt.

Auch heute hält man sich beim warmen Sitzbad noch an die Verordnung Kneipps, der diese Anwendung *„niemals mit warmem Wasser allein“* verordnete. In Frage kommen als Zusatz Zinnkraut, Haferstroh oder Heublumen. Sie werden gelegentlich gegen starke Hämorrhoiden (kühl, etwa 25 bis 30 Grad Celsius!), das Heublumensitzbad gegen rheumatische (und Abnützungs-)Beschwerden im Bereich der unteren Wirbelsäule und des Kreuzbeines angewendet, während das Zinnkrautbad gegen Nieren- und Blasenleiden, Nierengrieß und so weiter heute kaum mehr verordnet wird. Mit den verschiedenen krampflösenden Mitteln bei Steinen und Grieß und mit den modernen, antibiotisch wirkenden Substanzen beim Blasenkatarrh und so weiter, erzielt man so sichere Erfolge, daß zusätzliche Anwendungen ganz selten einmal, z. B. bei chronischen Fällen, angezeigt sein können.

Halbbäder

Das kalte Halbbad ist die von den meisten Kneippärzten am häufigsten verordnete Badeform, wenn man von den Armbädern und Wechselfußbädern absieht. Das Wasser reicht beim Halbbad bis zum Nabel, womit ein mittelstarker Reiz erzielt wird. Der Patient kann im Wasser mit ausgestreckten Beinen sitzen oder auch knien und dabei mit dem Gesäß auf den Fersen sitzen. Herzgegend und Rücken werden mit kaltem Wasser etwas benetzt. Macht man nur ein Halbbad, genügt es, mit der hohlen Hand die Herzgegend ein wenig „abzuschrecken“. Dauer des kalten Halbbades 5 bis 10 Sekunden, Wassertemperatur 15 Grad Celsius. Warme und heiße Halbbäder kommen nur ausnahmsweise, meist als Vorbereitung für eine Kaltanwendung, in Betracht.

Fußbäder

Zu Kneipps Zeiten waren Fuß- und Armbäder noch ein probates Mittel, um Eiter aus alten Wunden herauszuziehen. So beschreibt er einen Patienten, der sich ein Hühnerauge ausschnitt und dadurch ein „bösartiges“ Geschwür bekam, das an Blutvergiftung denken ließ. Täglich drei „*Haberstrohfußbäder*“ und bis über die Fußknöchel reichende Fußwickel, in „*Haberstrohabsud*“ getaucht, „*heilten den Fuß innerhalb vier Tagen*“. Diese Beobachtung ist ohne Zweifel richtig, auch heute könnte man zur Not noch so vorgehen — aber eben nur zur Not, denn die moderne Chirurgie und die Anwendung von Antibiotika helfen sicherer, rascher und fast völlig risikolos, während bei der Methode der Bäder der Körper doch noch erhebliche Abwehrkräfte besitzen muß. Vor Versuchen, einer Eiterung nur nach den alten Regeln den Kampf anzusagen, sei also nachdrücklich gewarnt. Anderseits können **heiße Bäder**, z. B. beim „Fingerwurm“ (Panaritium, Nagelbetteiterung), als zusätzliche Behandlung gute Dienste leisten. Ob sie in Frage kommen oder nicht, sollte aber jedenfalls der Arzt entscheiden!

Einen leichten Reiz stellt das **kalte Fußbad** dar, für viele ein gutes Schlafmittel. Im Gegensatz zur Ansicht vieler Kneippärzte halte ich allerdings auch das **warme Fußbad** bei vielen Patienten für ein gutes Mittel, die Einschlafbereitschaft zu fördern. Am einfachsten macht man wohl einen Versuch, welche Anwendung sich besser bewährt.

Armbäder

Die Nervenendigungen in der Haut der Arme stehen in enger Verbindung (Schaltgemeinschaft) mit

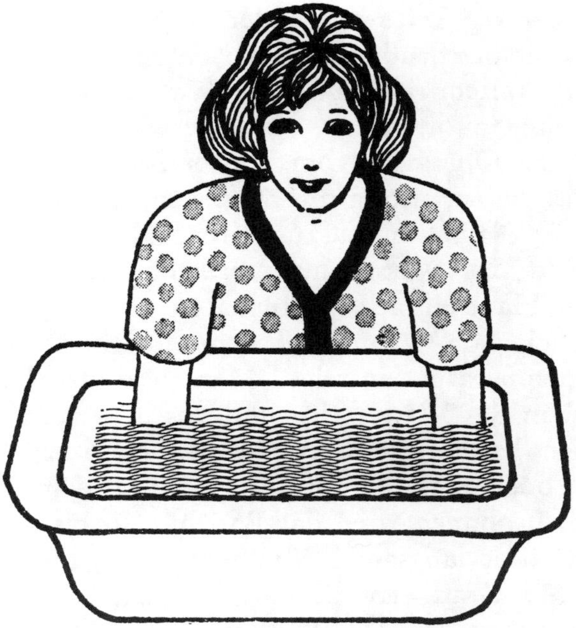

den Nerven, die die Brustorgane steuern. Armbäder wirken sich daher vor allem auf das Herz, aber auch auf die Lunge und wahrscheinlich auch auf die Schilddrüse aus. Zumal wegen ihrer Wirkung auf das Herz sollten sie immer vorsichtig und bei Beschwerden nicht ohne Verordnung durchgeführt werden. Besonders gilt die Regel: Bei Herzschmerzen niemals ohne ausdrückliche ärztliche Verordnung kalte Anwendungen! Sie können z. B. bei Herzkranzgefäßerkrankungen gefährlich werden.

Die einfachste Armbadewanne ist ein Waschbecken. Man bekommt aber natürlich auch eigene Armbadewannen — heute besonders praktisch aus Plastik — und findet für kalte Armbäder in jedem Kneippkurort die entsprechenden Anlagen im Freien.

Ob in kaltem oder warmem Wasser, der Arm soll zügig eingetaucht werden und etwa bis zu einem Drittel des Oberarms vom Wasser bedeckt sein. Man muß sich dazu also nicht ausziehen, sondern es genügt, die Ärmel hinaufzustreifen. Nach dem Armbad wird das Wasser nur abgeschüttelt, dann läßt man die Haut einfach trocknen.

„Ansteigende“ Armbäder nennt man so, weil die Wassertemperatur ansteigt. Man braucht dazu ein Becken, in das Wasser ein- und aus dem auch Wasser abfließen kann, also entweder ein einfaches Waschbecken oder eine Armbadewanne mit dem nötigen Abfluß. Begonnen wird das Bad mit 35 bis 37 Grad. Man schüttet langsam heißes Wasser zu, bis das Bad 42 bis 45 Grad erreicht hat. Die Dauer des Bades läßt man stets den Arzt bestimmen.

Kann der Arzt nicht um Rat gefragt werden, so ist ein ansteigendes Armbad unter Umständen eine gute Erste Hilfe gegen Herzschmerzen, wobei es meist zweckmäßig ist, beide Arme zu baden. Manche Patienten empfinden allerdings ein einseitiges Bad des linken Arms angenehmer.

Augenbad

Zu Unrecht wird ein Teilbad heute sehr wenig verwendet, das schon im 13. Jahrhundert beschrieben wurde: das Augenbad. Die Ausführung ist ganz einfach: Man taucht das Gesicht in ein Becken mit reinem Wasser und öffnet für einige Sekunden die Augen. Mit kaltem Wasser — wie dies Kneipp vornehmlich empfohlen hat — erzielt man damit tatsächlich eine angenehme Erfrischung, die über die Anregung der Augen selbst hinausgeht. Warme Augenbäder mit gewöhnlichem, warmem Wasser bezeichnete Kneipp als wertlos, ja sogar schädlich: „*Warme Augenbäder sind nichts wert, sie erschlaffen nur und entzünden oft sogar.*" Er empfahl hingegen warme Augenbäder mit einem Absud von Zinnkraut, Wermut, Fenchel, Augentrost und auch der inneren Rinde des Holunderstrauchs. Nach unseren heutigen Kenntnissen sind von solchen Kräuteraugenbädern nur noch Kamillenbäder zu empfehlen, da die Kamille antibiotisch wirkende Stoffe enthält. Man wird aber auch auf dieses Mittel nur selten — etwa auf Urlaub, in einer Gegend, in der man keine Apotheke erreicht — zurückgreifen, da die modernen Tropfen und Salben sicherer wirken und verschiedene Gefahren, die etwa bei einer auch nur leichten Verletzung der Hornhaut drohen, abwenden; eine Forderung, die der Kamillenabsud nicht erfüllen kann. Das alles sagt aber nichts gegen die erfrischenden und abhärtenden kalten Augenbäder in — das sei nochmals betont! — sicher reinem, kaltem Wasser ohne jeden Zusatz.

Wechselbäder

Von Kneipps treuem Mitarbeiter, Dr. Alfred Baumgarten, wurden schon sehr früh wissenschaftliche Untersuchungen über die Wirkung der Kneippschen Anwendungen auf den Organismus durchgeführt. Was wir heute mit dem Elektrokardiographen, mit Herztonschreibern und so weiter feststellen, versuchte man schon damals mit einer sehr fein ausgearbeiteten Pulskurvenschreibung zu klären. Baumgarten berichtete z. B. über das Ergebnis von 156 Messungen bei Wechselbädern mit Heublumen-, Fichtenreiser-, Haferstroh- und anderen Zusätzen. Auffallend ist dabei vor allem das Verhalten des Pulses: Im Durchschnitt vermindert sich bei dreimaligem Wechsel die Pulsfrequenz um zehn Schläge, bei zweimaligem Wechsel um acht. Offensichtlich von Bedeutung war auch die Beobachtung der Pulskurve: nach zweimaligem Wechsel blieb sie ziemlich unverändert,

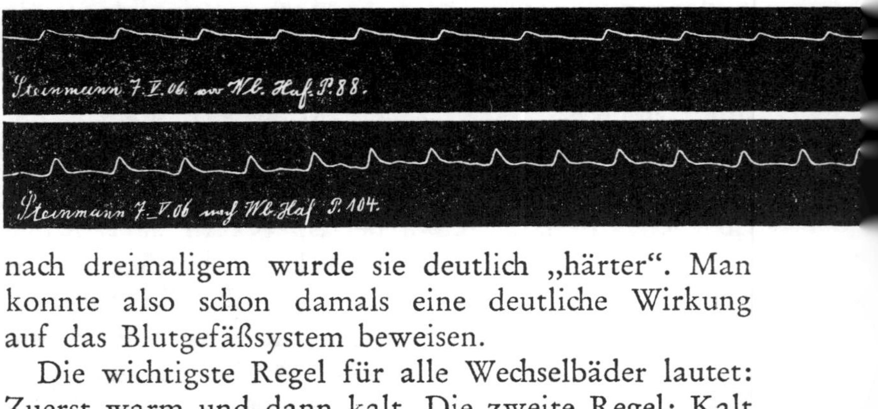

nach dreimaligem wurde sie deutlich „härter“. Man konnte also schon damals eine deutliche Wirkung auf das Blutgefäßsystem beweisen.

Die wichtigste Regel für alle Wechselbäder lautet: Zuerst warm und dann kalt. Die zweite Regel: Kalt nur kurz, warm lang. Man wechselt zwei- bis dreimal und taucht sowohl ins Kalte als auch ins Warme rasch ein. Das warme Wasser bzw. das heiße Wasser soll im Laufe des Wechselbades nicht abkühlen, daher gießt man stets etwas heißes Wasser zu. Abgeschlossen wird das Wechselbad nach den Kneippschen Regeln mit einer Kaltanwendung. Von dieser altbewährten Regel empfehle ich nur dann abzugehen, wenn es sich um Durchblutungsstörungen handelt. In diesem Fall schließt man oft zweckmäßigerweise mit einem warmen Bad ab.

Auch nach dem Wechselbad trocknet man sich bei richtiger Kuranwendung nicht ab, streift das Wasser nur mit den Fingern von der Haut und geht anschließend ins Bett.

Die häufigsten Wechselbäder sind: Wechselarmbad, Wechselfußbad und Wechselsitzbad.

Das Wechselvollbad

Es sei hier nur erwähnt, um aufzuzeigen, daß es sehr hohe Anforderungen an den Kreislauf stellt und heute nur mehr selten angewendet wird. War Kneipp schon bald milder und vorsichtiger geworden, hatte er bemerkt, daß langsam umstimmende Maßnahmen — von Notfällen abgesehen — den besseren und nachhaltigeren Effekt haben, so sind wir heute noch zurückhaltender geworden, vor allem bei Anwendungen, die mit Kälte zu tun haben. Die Wassertemperatur für das Wechselvollbad wird warm mit 37 bis 40 Grad, kalt mit 10 bis 15 Grad gewählt. Badedauer: heiß 5 bis 10 Minuten, kalt einige Sekunden.

Wechselsitzbad

Man benötigt dazu zwei spezielle Wannen (bzw. zwei alte Sitzbadewannen, wie man sie gelegentlich noch am Dachboden findet), die mit kaltem (10 bis 15 Grad) bzw. warmem (37 bis 40 Grad) Wasser gefüllt werden. Zur warmen Phase wird der Patient gut eingepackt, die kalte sollte bei der Anwendung daheim fünf Sekunden, wenigstens anfangs, nicht übersteigen. Mehr als zehn Sekunden läßt man sie grundsätzlich nicht dauern. Bettruhe nach dem zwei- bis dreimaligen Wechsel oder kräftige Körperbewegung sind zur „Nachkur" wichtig.

Wechselarm- und -fußbäder

Die Technik unterscheidet sich nicht vom Wechselsitz- oder -vollbad, man achte nur darauf, daß das warme Wasser nicht abkühlt. Die Wassertemperatur wird von verschiedenen Kneippärzten unterschiedlich angegeben, manche empfehlen auch für die Wechselbäder der Gliedmaßen als Warmtemperatur 40 Grad, manche verordnen als Höchstwert nur 38 Grad. In der Praxis kann man die Warmtemperatur ziemlich den Wünschen des Patienten anpassen. Was ihm „heiß" erscheint und dabei angenehm ist, dürfte die beste und wirksamste Wärme darstellen.

Ansteigende Bäder

Kennengelernt haben wir schon das ansteigende Armbad, das vor allem gegen verschiedene Herzbeschwerden mit gutem Erfolg angewendet wird. Will der Arzt eine besonders milde Dosierung, so kann er auch ein ansteigendes Handbad verordnen, das nach den gleichen Regeln durchgeführt wird. Ansteigende Fußbäder — zur Verbesserung der Beindurchblutung, zur Ableitung des Blutes in die Beine bei Stauungen im Bauch- und Brustkorbbereich und gelegentlich auch gegen Schlafstörungen verordnet — werden ganz ähnlich ausgeführt. Die Beine sind dabei bis knapp unter das Knie eingetaucht, die Wassertemperatur steigt von 35 bis 37 Grad auf 40 bis 45 Grad in etwa 25 Minuten. Nach dem ansteigenden Bad gehört der Patient entweder ins Bett oder er soll sich rasch in einem warmen Raum bewegen.

Ansteigende Sitzbäder strengen den Körper unter Umständen mehr an als ein Vollbad und sollten daher nur nach Verordnung angewendet werden und nur bei Patienten mit gesundem Kreislauf. Wie beim warmen Sitzbad soll der Patient gut eingepackt werden und kräftig schwitzen.

Ein besonders gutes Schwitzmittel, bewährt zur Vorbeugung gegen Erkältungskrankheiten und zur kräftigen Behandlung bei einer ausbrechenden Grippe oder Erkältung, ist das ansteigende Halbbad, nach dem der kreislaufgesunde Patient noch in einer Trokkenpackung nachschwitzen darf.

Täglich baden?

Es hat Zeiten gegeben, da sah man das tägliche Vollbad als den Höhepunkt der Zivilisation an. Wer nicht täglich badete, wurde zu einer unsauberen, rückständigen Person gestempelt. Heute sehen wir die Dinge etwas anders. Namhafte Hautärzte nehmen gegen das tägliche Vollbad energisch Stellung. Wird doch dadurch der Haut ein Schutzmantel entzogen, der zur Abwehr von feindlichen Bakterien ebenso nötig ist wie als Schutz vor den verschiedensten chemischen Substanzen. Man wendet sich dabei im allgemeinen nicht gegen die tägliche Reinigung, empfiehlt aber an Stelle des auslaugenden Bades die Dusche, die den Schutzfilm, den die Talgdrüsen auf unserer Haut bilden, weniger beeinträchtigt. Merkwürdig ist es, daß Schwimmen in Süß- und Salzwasser offensichtlich weniger auslaugt als das Liegen im warmen Badewasser. In der Wanne kommt freilich auch die Wirkung der Seife hinzu — der Mensch badet ja meist nicht in klarem Wasser, sondern in einer milden Seifenlauge.

Wassertreten

Setzt man Füße und Unterschenkel immer wieder dem Reiz kalten Wassers aus und bewegt dabei den Körper, so kommt es ebenfalls zu einer „Ableitung" des Blutes nach unten. Die Muskelarbeit tut ein übriges, um die Durchblutung zu fördern. Der Kältereiz wirkt sich natürlich auf den ganzen Körper aus. Deshalb ist Wassertreten nicht nur eine angenehme Behandlungsform gegen kalte Füße, Krampfadern usw., sondern auch ein gutes Erfrischungsmittel.

Um sachgerecht Wasser zu treten, braucht man einen großen Wasserbehälter, dessen Wasserstand bis knapp unter das Knie reicht — also eine Badewanne

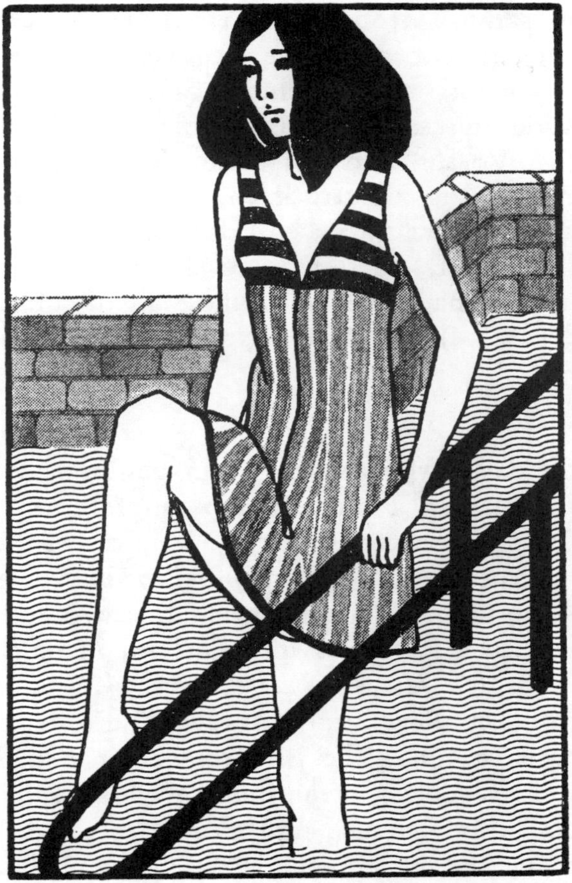

oder ein Wassertretbecken, oder einen Gebirgsbach, eine geeignete Stelle eines Teiches und so weiter. Das Wichtigste am ganzen Wassertreten ist, daß die Beine bei jedem Schritt vollkommen aus dem Wasser gehoben werden und einen Augenblick an der Luft bleiben (Storchenschritt). Nie ruhig an einer Stelle verharren, immer Bewegung machen!

Grundsätzlich trocknet man sich nach dem Wassertreten n i c h t ab. Diese Regel hat, seit der Fußpilz zu einer so unangenehmen Seuche geworden ist, eine Änderung erfahren: Es ist zweckmäßig, wenigstens den Vorfuß und vor allem die Zehenzwischenräume sorgfältig abzutrocknen, um den Pilzen keine Lebensmöglichkeit zu geben. Hat man sich schon mit Pilzen infiziert, darf man trotzdem Wassertreten, muß aber danach das verordnete Medikament (Puder oder Salbe) neuerlich auftragen.

Taulaufen

Schon das Barfußgehen ist ein gesunder Reiz für unsere geplagten Füße. Kneipp empfahl es als das natürlichste Abhärtungsmittel. „*Ganz kleine Kinder*", betonte Kneipp, „*sollen womöglich nie eine Fußbekleidung tragen.*" Und schrieb beschwörend dazu: „*Könnte ich doch dieses allen Eltern, besonders den allzu besorgten Müttern, als Kanon, als feststehende, unumstößliche Regel tief einprägen!*" Er hatte sicher auch recht, wenn er die Erwachsenen in den Städten ebenso aufforderte, wenigstens abends, unmittelbar vor dem Schlafengehen, und morgens nach dem Aufstehen eine Barfußpromenade zu machen. „*... selbst der Vornehmste, selbst der in seinem Berufe angestrengteste*", meint Kneipp, „*wird noch so viel Zeit finden, um sich selbst diese Wohltat zu spenden.*"

Noch wirksamer als das einfache Barfußgehen und dem Gehen auf nasser Erde bei weitem vorzuziehen ist das „Gehen in nassem Grase", das wir heute Taulaufen nennen. Ob wir Heutigen wirklich noch in der Lage sind, gleich auf Anhieb eine bis drei (!) Viertelstunden diese Übung durchzustehen, bleibe dahingestellt.

Das Wichtigste ist wohl, daß man danach die Füße gut abwischt, auch von Gras, Sand und so weiter befreit, und dann sofort trockene Strümpfe und Schuhe anzieht. In denen geht man so lange, bis die Füße warm und trocken sind.

Hier sei eine besondere Warnung angebracht: Kalte Füße sind einer der sichersten Wege zu einer Erkältung und / oder rheumatischen Beschwerden. Bei allen Anwendungen an den Füßen muß daher gut dafür gesorgt werden, daß man nie fröstelt!

Gehen auf nassen Steinen

„Wie der Winzerbube die Trauben, wie an manchem Orte der Bäckerlehrling den Teig tritt", soll der über nasse Steine gehen, der diese Form der Anwendung auf die Füße verordnet bekam. Wir verstehen ganz gut den Unterschied: Beim Taulaufen wird der ganze Fuß, von oben und von unten, naß und vom Gras dazu massiert. Beim Gehen auf nassen Steinen ist der behandelte Bereich kleiner, es sind nur die Sohlen. Darüber hinaus kommt auch die Kühle der Steine zur Wirkung. Wenn wir wissen, daß kalte Füße so leicht zu einer Erkältung führen, so wird uns auch klar, warum Kneipp diese Anwendungen immer wieder zur Vorbeugung von Halsbeschwerden und Katarrhen empfahl — die besser durchbluteten Füße und Beine sind tatsächlich ein Schutz gegen die Erkältung.

Die Anwendung sollte nicht länger als einige Minuten dauern, nach einer gewissen Abhärtungszeit kann man auch eine Viertelstunde und mehr auf den nassen Steinen gehen. Man darf dabei nur nicht vergessen, daß es Gehen auf nassen Steinen heißt — Stehenbleiben ist streng verboten, da es eine echte Gefahr darstellt!

Gehen im neugefallenen Schnee

Neugefallen muß der Schnee sein, in den man sich mit bloßen Füßen hinauswagt, sonst „kältet" er zu empfindlich und taugt nichts, betont Kneipp. Wer einmal einen solchen Schneelauf von drei bis vier Minuten versucht hat, wird bestätigen: Die Füße werden angenehm warm, ja heiß, und man fühlt sich danach erfrischt. Wer die Regel nicht befolgt hat und sich auf alten, gefrorenen Schnee wagte, wird — wenn seine Durchblutung nicht besonders gut ist — vom Gegenteil berichten können: Man braucht wenigstens ein heißes Bad, um die Füße wieder warm zu bekommen. Und das ist sicher nicht der Zweck einer Abhärtungsmaßnahme!

Königsweg Nummer zwei der Wasserheilkunde

AUFLAGEN UND WICKEL

„Nach meiner ganzen bisherigen Erfahrung muß ich im allgemeinen gegen langwährende Anwendungen sprechen: sie bewirken sehr oft das Gegenteil von dem, was sie bezwecken: Verschlimmerung statt Besserung. Das ist denn sehr oft mit ein Hauptgrund, daß die Anwendungen überhaupt den Credit, das Vertrauen einbüßen. Ein derart abgeschreckter, weil getäuschter Kranker bleibt stets schwer zu bekehren, alle Überredungs- und Überzeugungskünste scheitern.“

Kneipp bezieht diese Anmerkung besonders auf die Wickelungen, *„den Halswickel nicht ausgenommen“*, und sie scheint mir auch in unserer Zeit sehr beherzigenswert. Jede Heilmethode, der auch nur mehr der Hauch des Außenseitertums anhaftet — und das ist beim Kneippen zweifellos noch der Fall —, verführt einen Teil ihrer geschulten und vor allem der ungeschulten Anhänger zu Übertreibungen, die sehr gefährlich werden können. So kenne ich den Fall einer Patientin, die zu rheumatischen Schüben neigte und sich eines Tages zu einer Kneippkur „bekehren“ ließ. Eine Freundin hatte ihr blaue Wunder vom klaren Wasser versprochen, und die Kranke ließ daraufhin nicht nur die — sehr vorsichtig dosierten — Anwendungen über sich ergehen, sondern wollte ein übriges tun und machte heroische Spaziergänge im kalten Gebirgsbach, der nahe bei der Kuranstalt vorbeifließt. Die Folgen dieser Privatkur waren eine schwere Angina und ein anschließender Gelenkrheumatismus mit einem vielwöchigen Krankenhausaufenthalt. Natürlich war nach Ansicht der Kranken die „Kneippkur“ schuld, und erst eine eingehende Erhebung der Krankengeschichte brachte die Bachwanderungen zur Sprache, die eiskalten Füße, die die Patientin danach hatte, und ihre Verwunderung, warum denn die Füße gar nicht warm werden wollten. Trotzdem kämpft diese Kranke heute noch leidenschaftlich gegen das Kneippen, von dem sie immer wieder erzählt, wie sehr es ihr geschadet habe.

Dies sei vorausgeschickt, da wir Ärzte immer wieder Patienten erleben, die glauben, man könne mit Wasseranwendungen oder mit etwas so Einfachem wie dem Wickel nicht schaden, da Wasser ja etwas „ganz Natürliches“ sei. Gerade die moderne Erforschung der Auswirkungen der Wasseranwendungen hat gezeigt, wie tiefgreifend die scheinbar nur äußerliche Therapie mit warmem oder kaltem Wasser ist und welche Veränderungen im Organismus ablaufen.

So weiß man z. B., daß die Wärme oder Kälte eines Wickels bestenfalls 6 bis 7 mm direkt unter die Haut wirken kann, daß aber tief im Körperinnern Reaktionen ausgelöst werden, die zu einer echten „Umstimmung“ führen. Man konnte beobachten, wie sich nach einem Wickel die Durchblutung an der inneren Auskleidung des Bauchraumes verstärkt, wie richtig die Erwartung von Kneipp war, eine Anwendung an den Beinen etwa leite nach unten ab und vieles andere mehr. Dazu kommt das „Auflösen und Ausleiten“ in der Haut und auch im tiefer gelegenen Gewebe, das, was man etwas unklar auch als „Schlackenabtransport“ bezeichnet, was einer

Mobilisierung der Blut- und Lymphbewegung gleichkommt und gekrönt wird vom dritten Punkt der Kneippschen Devise: dem „Kräftigen". Gekräftigt wird der Körper vor allem durch Anregung der Regulationsvorgänge, die, wie wir heute wissen, die wichtigste Voraussetzung für alles Leben sind. Dort, wo eine Regulation überschießt oder zu träge verläuft, entsteht Krankheit. Das gilt auch für die Infektionskrankheiten, denn am gesunden, abwehrbereiten Körper gehen die allerwenigsten Infektionen an. Nur wenn der Organismus geschwächt ist, können Bakterien oder Viren sich vermehren.

Das ist wohl auch der Grund, warum das alte Hausmittel Wickel, bei Bronchitis und vor allem auch bei der gewöhnlichen Grippe, den Krankheitsverlauf abkürzen, den Ausbruch der Erkrankung sogar manchmal im Keim ersticken kann: Die gesunden Regulationsverhältnisse werden wiederhergestellt.

Körperwärme und „reaktive Wärme"

Nach diesen Vorbemerkungen werden die Hauptwirkungen des Wickels, ob er nun kalt oder warm ist, leicht verständlich: In einem größeren oder kleineren Körperabschnitt wird die Blutzufuhr örtlich vermehrt — beim kalten Wickel als Reaktion auf den Kältereiz, beim warmen Wickel unmittelbar durch die Wärme. Wir dürfen erwarten, daß die „reaktive Wärme", die Erwärmung aus körpereigener Kraft, die wirksamere ist. Man wird sie auch überall dort anwenden, wo der Organismus nicht zu sehr geschwächt ist. Die Wirkung bleibt aber niemals örtlich. Wenn irgendwohin frisches, sauerstoffreiches — und warmes! — Blut gebracht werden muß, so müssen sich auch andere Körperabschnitte in diesen Prozeß einschalten. Vor allem natürlich einmal die Regulationszentralen im Zwischenhirn und im verlängerten Rückenmark, die für die Blutverteilung im Körper verantwortlich sind. Dann das Blutgefäßsystem als solches, das das Blut verlagern, zu diesem Zweck bestimmte Depots ausleeren und unter Umständen auch manche Körperabschnitte weniger durchbluten muß. Das alte chinesische Sprichwort hat auch für den Körper Geltung: Wenn sich ein Blatt bewegt, erzittert der ganze Baum!

Auflagen und Wickel

Was man den Nachfahren Kneipps, die nur mehr von Hydrotherapie sprechen und den Namen des Gießkannenpfarrers von Bad Wörishofen völlig vergessen haben, nicht nachsagen kann, muß man dem Meister und seinem Schüler, Dr. Baumgarten, wohl konzedieren: Sie schmückten sich nicht mit fremden Federn. So schreibt Dr. Baumgarten z. B.: „*Weder Wickel noch Auflagen sind neue Anwendungen, denn es gehörten gerade diese Kurformen zu den beliebtesten in der vor Kneipp üblichen Hydrotherapie.*"

Die Auflagen — eine heute vielfach und zu Unrecht vernachlässigte, sehr wirksame und sehr genau dosierbare Therapieform — sind sozusagen ein Vorläufer des Wickels. Zur Auflage — die nur einen Körperabschnitt bedeckt, ohne ihn einzuwickeln, also z. B. Herzauflage — empfiehlt sich ein rauher, poröser, aber nicht zu harter Stoff, grobes Leinen oder auch ein alter (!) Getreidesack.

Heute hat man für Auflagen und Wickel eine strenge Regel, die sich gut bewährt hat: Zuunterst kommt das grobe, poröse Leinen (I), darüber ein weniger grobes, dichteres Zwischentuch aus Leinen (II) und zuoberst ein Wolltuch (III), bei großen Auflagen und Wickeln eine Wolldecke.

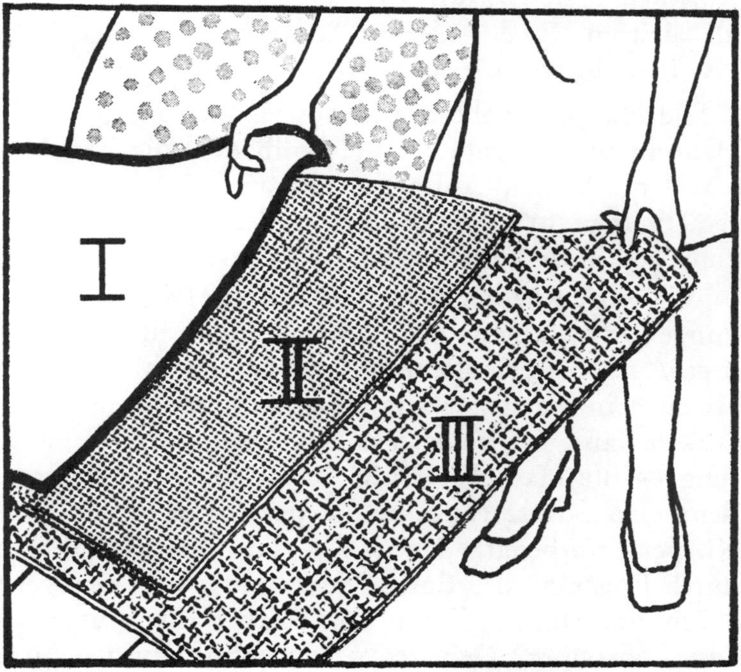

Die Abbildung zeigt die prinzipielle Lage dieser Tücher: Das kleinste ist das grobe Leinentuch, es wird von dem Zwischentuch vollständig bedeckt —

um *„die nasse Auflage luftdicht abzuschließen“* —, das seinerseits wieder unter dem Wolltuch (der Wolldecke) verschwindet. Wenn diese Reihenfolge eingehalten wurde, wird der Patient noch zugedeckt.

Auflösen und Ausleiten

Wie wirken nun Auflagen und Wickel? Kneipp sprach — zweifellos immer wieder zu Recht — von Auflösen und Ausscheiden (Ausleiten) und nannte als dritten Zweck seiner Wasseranwendungen die *„Kräftigung des Organismus“*.

Die Hauptaufgabe des Lösens erfüllen nach Kneipp Dämpfe und warme Kräutervollbäder, die des Ausscheidens Wickel, Auflagen und auch Güsse, die der Kräftigung vorwiegend kalte Bäder, Gießungen und zum Teil auch Waschungen.

Wir wissen heute, daß praktisch alle Wasseranwendungen, vor allem aber Wickel und Auflagen, alle drei Aufgaben erfüllen, und zwar sowohl in kalter als auch in warmer Form. Das Tuch mit dem kalten Wasser läßt — wenigstens am Beginn der Behandlung — die Hautblutgefäße zuerst einmal enger werden; eine Schutzreaktion, die der Unterkühlung des Körpers vorbeugt. Wurde — im normalen Leben durch Frösteln, also durch Muskelzittern — genügend Wärme erzeugt, so kann der Körper die Blutgefäße des „bedrohten“ Gebietes wieder öffnen und — nun zum Schutze dieses Abschnittes — warmes Blut einfließen lassen. Dadurch wird der zuerst schwächer durchblutete Abschnitt mit wesentlich mehr Blut versorgt als normal. Zusätzlich werden aber auch Gefäßbezirke geöffnet, die über Nervenverbindungen mit dem behandelten Hautabschnitt zusammenhängen. So kann man z. B. mit einem heißen Wickel auf den linken Arm — einschließlich der Hand — eine Erweiterung der Herzkranzgefäße erzielen.

Aber nicht nur die Hautblutgefäße werden beeinflußt, auch der Lymphstrom wird gefördert, ein Effekt, der lange unterschätzt wurde.

Insgesamt werden dadurch zweifellos die Stoffwechselvorgänge beschleunigt, Sauerstoff wird in größeren Mengen herangeschafft, Kohlensäure wird abtransportiert. Dazu arbeiten die anderen Organe der Haut intensiver, was sich z. B. bei einem großen Aufschläger oder einem großen Wickel nierenentlastend auswirkt. Es wird dabei oft von Entschlakkung gesprochen, ohne daß man eigentlich genau weiß, was das wirklich ist.

In „Mein Testament" weist Kneipp darauf hin, daß das Wasser, in dem man einen Wickel oder ein Auflagentuch auswäscht, ganz trüb wird. Zweifellos handelt es sich dabei um Substanzen, die aus dem Körper entfernt wurden.

Dauer der Anwendungen

Wesentlich an der Kneipptherapie mit Auflagen und Wickeln ist, daß die Anwendungen nicht zu lange dauern dürfen. Freilich wird der Patient auch durch einen Wickel oft oder sogar meist angenehm müde. Dann sollte man ihn, falls er einschläft, getrost einmal länger schlafen lassen, sonst wird die Anwendungsdauer aber genau vorgeschrieben und sollte weder unter- noch überschritten werden. Der kalte Wickel hat seine Schuldigkeit im allgemeinen getan, wenn er warm geworden ist. Er tut aber noch weiter sehr gute Dienste, weil der Patient durch ihn beruhigt und entspannt wird.

Zuerst entziehen die kalte Auflage und der kalte Wickel dem Körper natürlich Wärme. Man spricht von der kühlenden Phase, die nach 30 bis 45 Minuten beendet ist. Bleiben die Tücher längere Zeit liegen, beginnt durch die Körperwärme das Wasser zu verdunsten. Es kommt zur Phase der Wärmestauung. Der Stoffwechsel wird angeregt, die Gefäße sind weit offen. „Ausleitung“ und „Ausscheidung“ sind kräftig. Man läßt die ursprünglich kalte Auflage bzw. den kalten Wickel dazu etwa 1 bis 1½ Stunden liegen.

Beim fiebernden Patienten wird vor allem der Wickel besonders rasch zum schweißtreibenden Mittel, da sich die Wärme entsprechend der höheren Körpertemperatur noch rascher staut und bei den meisten Patienten im Fieber an sich eine Neigung zu vermehrter Schweißabgabe besteht. Wo diese gesunde Abwehreinrichtung nicht mehr in Gang kommen will, wird sie häufig durch den Wickel ausgelöst. Solche schweißtreibenden Wickel — als mildere Form vor allem für ältere Menschen auch Auflagen — können bis zu zwei Stunden belassen werden.

Wärme schont

Heiße Auflagen und Wickel (warme werden nur selten verwendet) führen nicht wie die kalten Anwendungen zu einer reaktiven Gefäßerweiterung, sondern regen die Hautblutgefäße unmittelbar zur Erweiterung und damit zur verstärkten Durchblutung an. Denn nun soll ja die zugeführte Wärme rasch von der „gefährdeten" Hautpartie abgeleitet werden. Hier fehlt vor allem der kräftigende Faktor, der starke Anstoß zur Regulationsverbesserung. Deshalb verwendet man heiße Anwendungen dieser Art meist nur bei schwächlichen Patienten, bei denen, wenigstens anfangs, das Gefäßspiel nicht recht in Gang kommen will. Notwendig sind warme (heiße) Anwendungen vor allem, wenn der Patient bei kühlen oder kalten Anwendungen fröstelt und sich nicht gut fühlt. Trotzdem hat die verstärkte Durchblutung natürlich viele positive Effekte. Auch hier werden Schlackenstoffe abtransportiert, werden durch größere Blutzufuhr auch mehr Abwehrstoffe herangebracht, wird das Lymphsystem angeregt und der gesamte Stoffaustausch gefördert. Die „Naturwärme" wird in ihrer Heilkraft unterstützt, die Körpertemperatur kann unter Umständen erheblich gesteigert werden.

Eine Re-Aktion auf warme (heiße) Auflagen und Wickel besteht darin, daß die Durchblutung auch tieferer Abschnitte gefördert wird, vor allem, wenn das Tuch, so heiß es vertragen wird, auf die Haut kommt. So können z. B. heiße Auflagen auf die Lebergegend die Verdauungs- und Entgiftungsarbeit sehr fördern. Sie sind ein bewährtes Mittel zur Behandlung der Gelbsucht und zur Vorbeugung späterer Leberschäden.

Am mildesten — aber auch am schwächsten — ist die warme Form, bei der man das Tuch in Wasser von 37 Grad taucht. Zwangsläufig ist es, bis es auf die Haut kommt, nicht mehr sehr heiß. Nach keiner Richtung wird dabei eine besondere Re-Aktion erzielt.

Die einzelnen Auflagen

Einen mit kühlendem Wasser getränkten Stoff auf die schmerzende Stelle zu legen, dürfte zu den ältesten Formen der Hilfeleistung zählen. Wir kennen diese „Auflage" etwa gegen Kopfschmerzen, aber auch gegen die Schmerzen nach einer Verstauchung aus der Medizin fast aller alten Völker. Die kalte Nackenauflage — am einfachsten ein feuchtes Taschentuch — ist ein bewährtes Volksheilmittel gegen Nasenbluten.

Zu Kneipps Zeiten wandte man folgende Auflagen regelmäßig an: Fußauflage, Ohren-Augen-Auflage — die Binde und die heute noch am häufigsten verwendeten Auflagen Ober-Unter-Aufschläger und die Leibauflage, die vom Rippenbogen bis zur Schamgegend reicht. Für alle Wickel und Auflagen gilt, daß das grobe Leinentuch in kaltes (heißes) Wasser getaucht und dann gut ausgewrungen werden muß.

Der Oberaufschläger

Eine zwei- bis vierfache Auflage reicht von den Achselhöhlen bis zu den Knien, bedeckt also die Vorderseite des Körpers mit Ausnahme der Schulter und der Beine vom Knie abwärts. Zwischentuch und Wolltuch werden ganz herumgelegt. Kneipp empfahl den Oberaufschläger besonders für Patienten, die störende Gase nicht loswerden können. Da diese Gasbildung das Zwerchfell hochdrängt und neben anderen Unannehmlichkeiten auch zu starken Herzbeschwerden führen kann, ist der Kampf dagegen sehr wichtig. Gerade in einer Zeit, in der sich die Herzinfarkte häufen.

Die Erwärmung beim Ober- (und beim Unter-) Aufschläger findet natürlich rascher statt als beim **Kurzwickel** (Halbwickel), der auch von den Achselhöhlen bis zu den Knien reicht, aber eben Vorder- und Rückseite bedeckt.

Der Unteraufschläger

reicht von den Schulterblättern bis zum Knie, eine andere Technik entspricht dem Oberaufschläger. Kalt

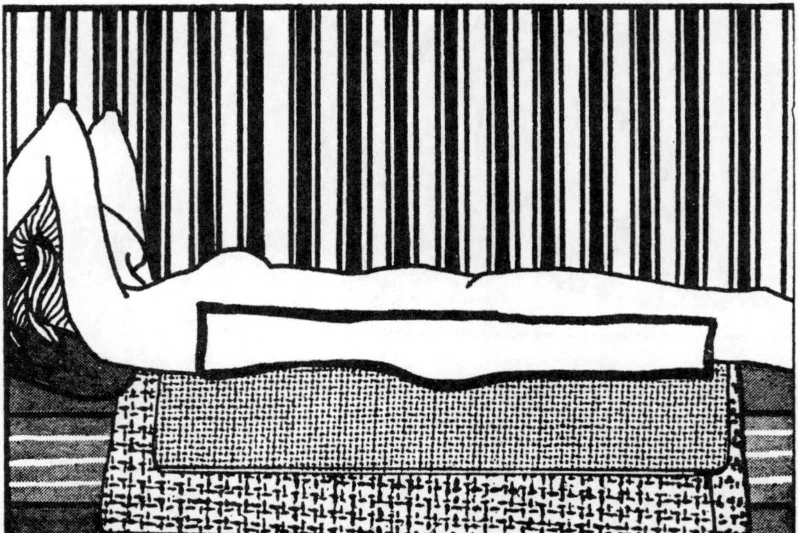

wird diese Anwendung bei mäßiger Nervosität, bei Schmerzen im Bereich der Rückenmuskulatur, warm vor allem bei Abnützungserscheinungen der Wirbelsäule, bei Hexenschuß und ähnlichen Zuständen empfohlen.

Die Leibauflage

Technik wie bei den vorgenannten Anwendungen. Das große Leinentuch kann, wenn die Wirkung sehr

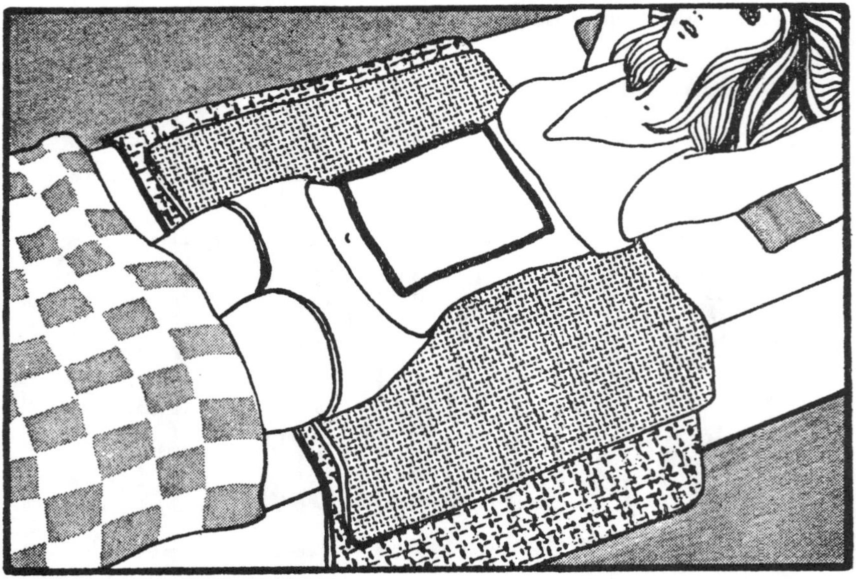

intensiv sein soll, bis zu sechsmal zusammengefaltet werden. Warme Leibauflagen sind besonders bei schwacher Verdauung zu empfehlen. Sie werden auch gern gegen Magen- und Zwölffingerdarmgeschwüre verordnet. Auch bei schwer einsetzender Regelblutung, die sich durch starke Krämpfe anmeldet, ist eine warme oder auch heiße Leibauflage — mehrfach gewechselt — oft erstaunlich wirksam.

Kleinere Auflagen

Kompressen kann man natürlich überall dort auflegen, wo es schmerzt. Man muß nur immer daran denken, daß man eine zwar milde, aber wirksame Behandlung durchführt. Bei sehr kreislaufschwachen Patienten kann z. B. eine zu kalte Auflage auf die linke Hand und / oder den linken Unterarm gefährlich werden. Anderseits hilft oft eine Herzkompresse — je nach Lage des Falles warm oder kalt — gegen nervöses Herzklopfen, Angstgefühl und ähnliche Zustände. Kalte Auflagen — eventuell mit Arnikazusatz — sind bei Prellungen und Verstauchungen zu empfehlen. Man vergesse dabei nicht, daß es sich um einen Knochenbruch handeln kann und unter Umständen eine Röntgenaufnahme nötig ist, vor allem, wenn die Schwellung nicht vergeht.

Sitzen auf nassem Tuch

Als vortrefflich gegen Hämorrhoidalbeschwerden, besonders wenn entzündete Knoten vorhanden sind, wurde diese Anwendung schon von Kneipps erstem ärztlichen Schüler, Dr. Baumgarten, gelobt. Sie dient auch dazu, bei „Kopfkongestionen" abzuleiten und den Stuhlgang zu fördern.

Die Technik ist einfach: Ein vier- bis sechsfach zusammengelegtes Tuch, in kaltes Wasser getaucht und ausgewrungen, liegt auf einem normalen viereckigen Hocker. Darauf sitzt der Patient, die Oberschenkel etwas geöffnet, etwa 10 bis 15 Minuten. Wenn auch nach dem Kneippen gewöhnlich nicht abgetrocknet wird, in diesem Fall sollte man es doch sorgfältig tun. Allzu groß ist die Gefahr eines Blasenkatarrhs.

Kneipp beschrieb übrigens nicht nur das „Sitzen auf nassem Tuch“, sondern auch das Liegen auf einem mehrfach zusammengelegten nassen Tuch für 1 bis 1½ Stunden. Bei „hitziger Natur“ gestattete er diese Anwendung sogar zweimal täglich.

Die feuchte Binde

Neptunsgürtel nannten die alten Hydrotherapeuten diese Anwendung, die auch Prießnitz verordnete. Man verwendet dazu nach Dr. Baumgarten ein etwas über Handbreite zusammengelegtes feuchtes Leinen, das um den Unterleib gelegt und trocken zugewikkelt wird. Kneipp beschrieb die feuchte Binde in seinen öffentlichen Vorträgen anders: *„Neben den Waschungen ist auch von großer Bedeutung die Binde. Diese Binde ist etwa 2 m lang, nach der Person ½ m oder weniger breit, an beiden Enden spitz auslaufend und mit hinreichend langen Bändern versehen. Die Leinwand sei möglichst rauh. Man taucht ein nur mäßig großes Tuch, ebenfalls aus Leinwand, in Wasser oder je nachdem in Wasser und Essig oder einen Kräuterabsud, windet es leicht aus und legt es glatt, ohne Falten, auf den Unterleib. Darüber wird nun die Binde gelegt und gebunden, doch so, daß das nasse Tuch nirgends vorschaut. Die Binde* *muß ganz bedecken und mindestens zweimal um den Unterleib gewickelt werden können. Auf diese Weise kann man mit der Binde ruhig ausgehen, wenn man nicht zu Bett gehen will. Es ist kaum möglich, die guten Wirkungen dieser Binde zu schildern, wenn sie richtig gebraucht wird.*"

Wickel

„*Sämtliche Wickel wollen und sollen vorzüglich dahin wirken, übermäßiges, ungeordnetes Strömen des Blutes nach irgendeiner Stelle hin zu verhindern, das Blut abzuleiten, wegzuziehen von dieser Stelle, sodann sehr große Hitze aus- und abzuleiten*", schreibt Kneipp in seiner „Wasserkur". An anderer Stelle sagt er: „*Wie jeder Wickel seinen eigenen Namen trägt, so hat er auch seine eigene Wirkung, und wie die Wickel ganz verschieden voneinander sind, so sind auch ihre Wirkungen verschieden. Doch darin stimmen alle überein, daß sie auflösen, die kranken Stoffe selber aufnehmen, ausleiten und so die Natur verbessern.*"

Das bedeutet für den Patienten und für die Pflegeperson, vorwiegend für die Mutter: Wickel, wie der Halswickel, können bei Fieber und Entzündungen sehr wertvoll sein, man muß sich aber vorher überlegen, was man will. Soll die Entzündung gehemmt werden, etwa bei einem heißen Gelenk oder bei einer Angina, dann muß man den Wickel erneuern, sobald er Körperwärme erreicht hat. Soll die Temperatur — etwa um eine beginnende Grippe im Keim zu ersticken — eher gesteigert werden, dann muß der kalte Wickel lange liegen bleiben oder man nimmt gleich einen heißen.

Kalte Wickel sollen nie auf den kalten Körper kommen. Wir folgen hier einer Grundregel jeder kalten Kneippanwendung. Auch das Bett, in dem der Patient die Behandlung erhält, soll warm, notfalls vorgewärmt sein. Alle großen Wickel sollen bei herzschwachen und bei älteren Patienten nur mit Zustimmung des Arztes verwendet werden. Eine gute Stützung des Kreislaufs kann man dabei mit einem der modernen Kreislaufmittel oder mit einer Tasse Kaffee erzielen.

Heiße Wickel müssen so rasch angelegt werden, daß das feuchte Leinen alle behandelten Hautpartien noch möglichst heiß erreicht. Die deckenden Tücher legt man dem Patienten schon einige Zeit vorher ins Bett oder wärmt sie über einem (Kachel-)Ofen an. Der Wickel ist eine Behandlung, alle Körperreaktionen sollen auf den Zweck abgestimmt sein. Es ist daher falsch, wenn der Patient mit dem Wickel liest oder lange Unterhaltungen führt. Ängstliche Kinder kann man durch beruhigenden Zuspruch oder auch mit dem Erzählen einer schönen Geschichte beruhigen und ihnen die nötige Entspannung verschaffen.

Zum Wickel gehören wie zur Auflage drei Tücher. Für beide Anwendungsformen gibt es praktische Standardmaße nach Dr. Dey und Dr. Kaiser.

Der Wert eines Wickels für den Patienten steht und fällt mit der richtigen Anwendung. Macht man einen Wickel als Erste Hilfe, so muß man genau überlegen, was erreicht werden soll und ob der Patient auch kräftig genug für die geplante Anwendung ist.

Das kann man bei sonst gesunden Menschen bis ins sechste Lebensjahrzehnt ohne weiters annehmen. Je mehr Oberfläche des Körpers bedeckt wird, umso stärker ist die Belastung. Einen Bein-, Arm- oder Halswickel kann man also praktisch immer machen, Kreuz-, Brust- und Lendenwickel setzen schon einen gesunden Kreislauf voraus, und Schal-, Unter- und Ganzwickel sollten bei schwächlichen, wenn auch sonst gesunden Menschen nur mit Zustimmung des Arztes gegeben werden. Bei Patienten, deren Blutdruck erfahrungsgemäß rasch absinkt, verordnet man gerne ein kreislaufstützendes Mittel oder auch eine Tasse Bohnenkaffee. Wesentlich zur „richtigen" Anwendung ist auch die exakte Ausführung. So soll das feuchte Tuch beim kalten wie beim warmen Wickel überall fest anliegen. Dazu müssen die unvermeidlichen Falten „gelegt" werden, überstehenden Stoff darf man nicht irgendwie hineinstopfen. Bleibt ein Stück Tuch ohne Berührung mit der Haut, so wird es, wenn der Patient sich bewegt, durch die unterschiedliche Temperatur gegenüber dem der Haut anliegenden sowohl beim warmen als auch beim kalten Wickel unangenehm, löst einen nicht beabsichtigten Reiz aus und kann unter Umständen auch unmittelbar schaden.

Bei Patienten, die gegen Wolle empfindlich sind, muß das trockene Tuch, im Gegensatz zur üblichen Anordnung, größer sein als das Wolltuch (die Wolldecke), damit die Haut nirgends mit der Wolle in Berührung kommt.

Unerwünscht starke Erwärmung (die beim heißen wie beim kalten Wickel möglich ist) bremst man durch eine kühle Abwaschung. Stark schwitzende

Patienten empfinden es angenehm, wenn man ihre Stirn gelegentlich kühl abwischt.

Besonders gelagert sind die Verhältnisse bei jenen immer zahlreicher werdenden Patienten, die das Autogene Training oder ein ähnliches Verfahren erlernt haben, mit denen man die Reaktionen der Lebensnerven bis zu einem gewissen Grad steuern kann. Sie sind in der Lage, Wärme schon ohne äußere Einwirkungen entstehen zu lassen. So steigt bei der Vorstellung „Beide Arme sind ganz warm" oder „Beide Beine sind ganz warm" beim Geübten die Temperatur oft um einige Grade an, während die Temperatur im Körperinnern gleichbleibt. Auch die Herztätigkeit kann reguliert werden, so daß der Trainierte, der eine Kneippsche Anwendung bekommt, die Wirkung steigern oder bremsen kann. Nach meinen Erfahrungen läßt sich dadurch das Behandlungsergebnis wesentlich verbessern, unangenehme Nebenerscheinungen — die beim autogen Trainierten ohnehin seltener auftreten — lassen sich rascher beseitigen. Hier ergeben sich noch viele Möglichkeiten einer echten psychosomatischen oder somatopsychischen Behandlung, die leider noch weitgehend ungenützt bleiben.

Der Halswickel

Seit es Sulfonamide und Antibiotika gibt, glaubt mancher Fachmann und mancher Laie, Halswickel und Halsumschläge seien völlig überflüssig geworden. Betont sei, daß es ein lebensgefährlicher Fehler, ein Nichtnützen einer sicheren Heilungschance wäre, würde man bei einer Angina auf die modernen Präparate verzichten. Nach alldem, was wir heute wissen, ist eine rein naturheilkundliche Behandlung einer echten Angina (also einer Streptokokkeninfektion der Mandeln) unverantwortlich. Die in Frage kommenden Streptokokken sind so gefährlich, produzieren ein so starkes, auf den Körper übergreifendes Gift (das zur Gelenkentzündung, zur Herzklappenentzündung und so weiter führen kann), daß es purer Leichtsinn wäre, abzuwarten, ob der Körper mit dem Angriff fertig wird oder nicht.

Das bedeutet aber nun keineswegs, daß eine örtliche Behandlung sinnlos geworden wäre. Sie hat vor allem den großen Vorteil, daß die Beschwerden rasch gebessert werden, der Patient schluckt wieder leichter und fühlt sich rascher wohl. Überdies wird die örtliche Infektionsabwehr unterstützt und der Krankheitsverlauf damit abgekürzt.

Daß der Halswickel trotz der verhältnismäßig kleinen Hautfläche, die er bedeckt, wirkungsvoll ist, konnte schon Dr. Baumgarten mit Hilfe der Pulskurvenschreibung nachweisen. Zwischen den Kurven vor, während und nach dem Wickel besteht ein deutlicher Unterschied (siehe auch Seite 56).

Da es sich um einen kleinen Wickel handelt, der kühlen soll, läßt man ihn nur etwa 20 bis 30 Minuten liegen. Bis dahin ist er warm geworden und kann bei Bedarf gewechselt werden. Das gleiche — mit noch kürzeren Behandlungszeiten — gilt übrigens für Gelenkwickel bei akut entzündeten Gelenken, Verstauchungen und so weiter.

Nach der Kneippschen Vorschrift nimmt man ein drei bis vier Finger breites Leinenband, taucht es in kaltes oder kühles Wasser, drückt es aus und legt es möglichst faltenarm um den Hals. Darüber kommt ein trockenes Tuch und ein Wolltuch. Wir finden aber schon bei Kneipp — gerade beim Halswickel — auch noch andere Angaben. Etwa für die gelinde Form des Halswickels, die darin besteht, *„daß man mit der Hand oder einem Handtuche den ganzen Hals naß macht und ihn mit einer trockenen, groben Leinenbinde in drei bis vier Windungen („Umgängen") sorgfältig, aber nicht zu fest umwindet"*. Eine Vorschrift von Kneipp, die man in ähnlicher Form sonst kaum findet. Er wendet sich hier beim Halswickel — und will das für alle Wickel verstanden wissen — *„gegen vielstündige und ganznächtliche Anwendungen"*.

Beim Halswickel empfiehlt er im Laufe einer Stunde ein zwei- bis viermaliges Eintauchen des Tuches, um ausreichend Wärme zu entziehen. *„Das Gefühl einer gewissen Unlust und Bangigkeit darf als der beste Zeiger gelten, der die Zeit zum Wechseln angibt."*

Als Heilanzeige für den Halswickel nennt nun Kneipp — und das wird heute oft vergessen — neben der Halsentzündung auch „manche Kopfleiden" und Schlingbeschwerden.

Schlingbeschwerden sind manchmal das Symptom einer ganz bestimmten seelischen Störung und trotzen häufig allen körperlichen Behandlungsversuchen. Nicht immer ist ein Psychotherapeut zur Hand, der mit Hilfe einer Hypnose oder Wachsuggestionen oft rasch helfen kann. Dann ist, wenigstens als erste Maßnahme, gelegentlich der kalte Halswickel gut geeignet. Wenn man ihn mit beruhigenden Worten verabreicht und, wenn möglich, noch überzeugend dazusagt, der Kältereiz sei ein gutes Mittel, den Schluckvorgang wieder möglich zu machen, so kann der Patient mit dem Wickel nicht selten auf Anhieb wenigstens trinken.

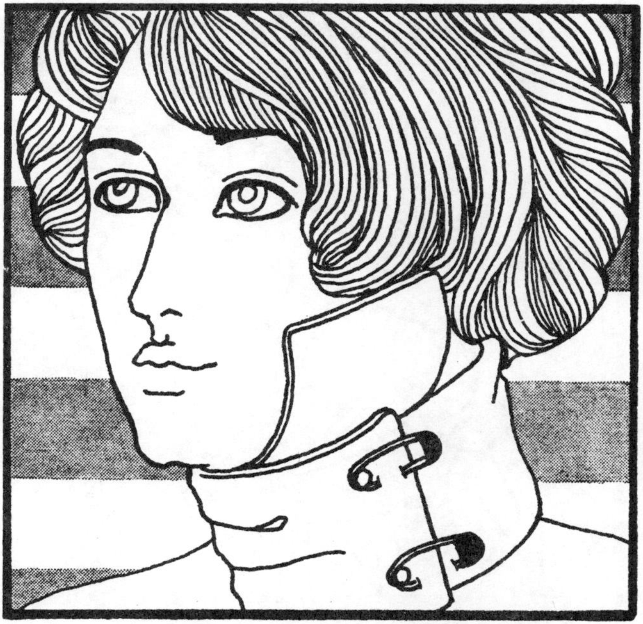

Eine moderne Form des Halswickels geht von der Überlegung aus, daß man ja vorwiegend die Haut über der Gegend der Mandeln behandeln will und das mit dem einfachen Wickel nicht kann. Man nimmt deshalb außer der Binde noch zwei Handtücher, die ebenfalls eingetaucht und ausgewrungen werden, und legt sie so an, wie es die Abbildung zeigt. Sie halten natürlich nur, wenn das trockene und das Wolltuch auch über den Kopf gehen (zweckmäßigerweise nimmt man zwei Wolltücher, etwa zwei Schals, siehe unser Bild).

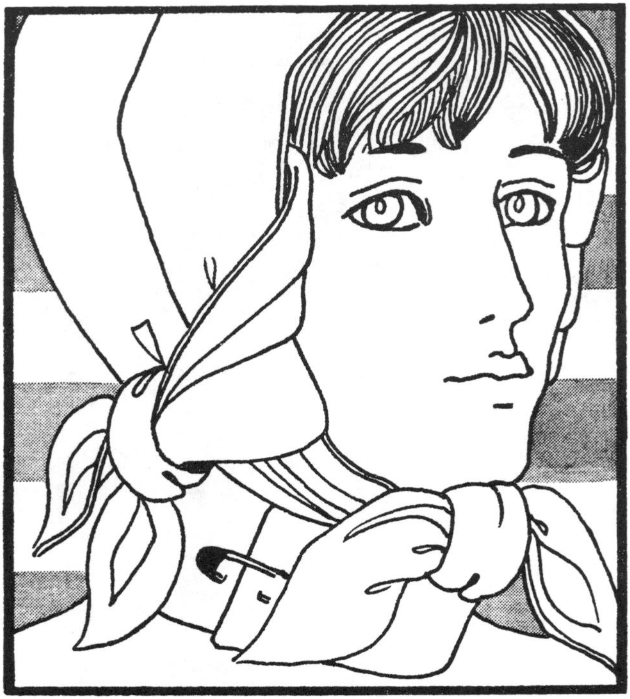

Verboten ist nach Kneipp und Prießnitz ein wasserdichtes Tuch (Nylon oder Guttapercha) auch beim Halswickel. Dafür finden wir schon bei Doktor Baumgarten die sehr bewährte Krawatte mit Quark (Topfen). Der Quark wird zu einer gleichmäßigen Masse zerdrückt und in eine Mull-Lage von 6 bis

7 cm Breite, etwa 1 cm dick, eingepackt. Darüber kommt ein trockenes und das Leinentuch.

Hand- und Fußwickel

Nach den üblichen Regeln, wobei man besonders darauf achtet, daß alle Falten glattgezogen sind, macht man den Wickel mit zwei dreieckig zusam-

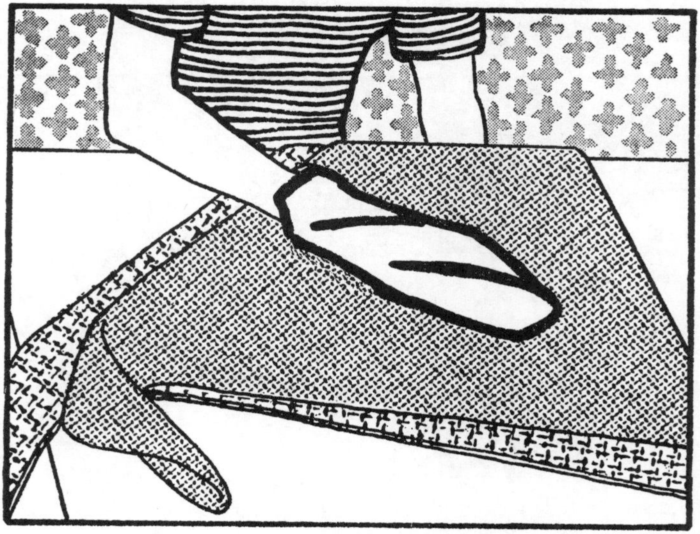

mengelegten Tüchern. Am besten läßt man den Patienten für den Handwickel an einem Tischchen sitzen, für den Fußwickel liegen. Der Fußwickel reicht bis über die Knöchel, der Handwickel bis über das Handgelenk. Beide sollen dort, wo sie enden, gut abschließen und die Zirkulation nicht behindern.

Das Problem der möglichst gut gelegten Falten löst man einfach, wenn man an Stelle der nassen

Tücher ein Paar nasse Leinenstrümpfe nimmt. Auf Übertuch und Wolltuch sollte man verzichten.

Wadenwickel

Wohl die einfachste Form des Wickels überhaupt und ein Beispiel dafür, wie man, wenn das Leinentuch lang genug ist, sich ein zweites trockenes Tuch sparen kann. In „Mein Testament" schreibt Kneipp:

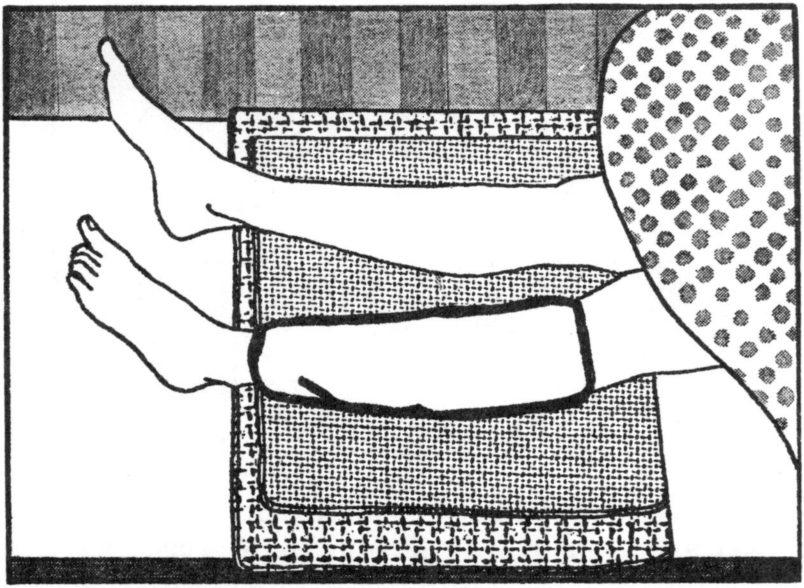

„Es reicht sogar ein einziges Handtuch, wenn es ziemlich lang ist, weil dann nur die eine Hälfte eingetaucht wird, während die trockene Hälfte über die feuchte gebunden wird."

Wichtig ist, daß beim Wadenwickel die Füße frei bleiben. Also eine sehr milde Anwendung, mit der man vorsichtig das Blut in die Waden ablenken kann.

Unterschenkelwickel

Der Unterschenkelwickel ist ein verlängerter Fußwickel. In den alten Wickelvorschriften erwähnt Kneipp immer wieder die „*Leinenbinden*", die er beim Fußwickel bis über die Knöchel, beim „*Wickel über die Knie*" nach folgendem Rezept anwendet: „*Die nasse Leinenbinde, welche beim Fußwickel bis über die Fußknöchel reicht, wird fortgesetzt, fortentwickelt bis über die Knie und gut mit trockener, am besten wollener Umhüllung versehen.*" Die Leinenbinden werden heute fast überall durch die Tücher ersetzt. Wer sich solche Binden herstellt und sie einmal — vor allem eben an den Gliedmaßen — erprobt, wird ihren Vorteil kaum mehr missen wollen. Wichtig ist es, rasch zu wickeln (warm und kalt), um den ähnlichen Effekt wie den der rasch aufgelegten Tücher zu erzielen. Für die Gliedmaßen hat die Wickelbinde den großen Vorteil, sich fast ohne Falten ganz der Haut anzulegen und so sicher alle Gefäßbezirke des behandelten Abschnittes zu beeinflussen.

Beinwickel

Will man — besonders bei Erkrankungen im Bereich der Brustorgane — kräftig nach „unten" ableiten oder — mit einer warmen Anwendung — den

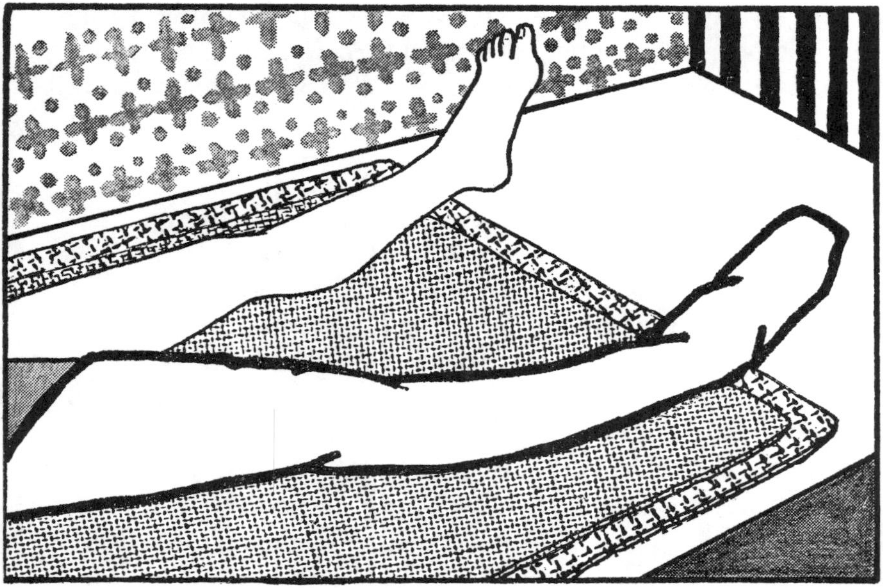

Patienten von einer Ischias befreien, so macht man einen Beinwickel, der vom Fuß bis zur Leistenbeuge reicht und vor allem hier gut anliegen und abschließen muß. Der Genitalbereich soll bei Frau und Mann durch ein trockenes Tuch abgedeckt werden. Wer in der Wickeltechnik noch nicht sehr bewandert ist, begnügt sich besser — vor allem für die ableitende Behandlung — mit einem „Wickel bis über die Knie“.

Armwickel

Behandelt wird von der Hand (einschließlich) bis zur Schulter, wobei man wieder genau darauf achten muß, daß der Abschluß gut gelingt. Der Armwickel wird meist einseitig gemacht und darf bei Herzkranken oder Patienten, die auch nur unter gelegentlichen Herzschmerzen leiden, ohne ausdrückliche Verordnung links nie kalt angewendet werden. Als Warmwickel hilft er oft gut gegen rheumatische Schmerzen.

Brustwickel

Sollte an sich jeder Patient, wenn er eine Behandlung, ein Bad, eine Packung oder was immer erhält,

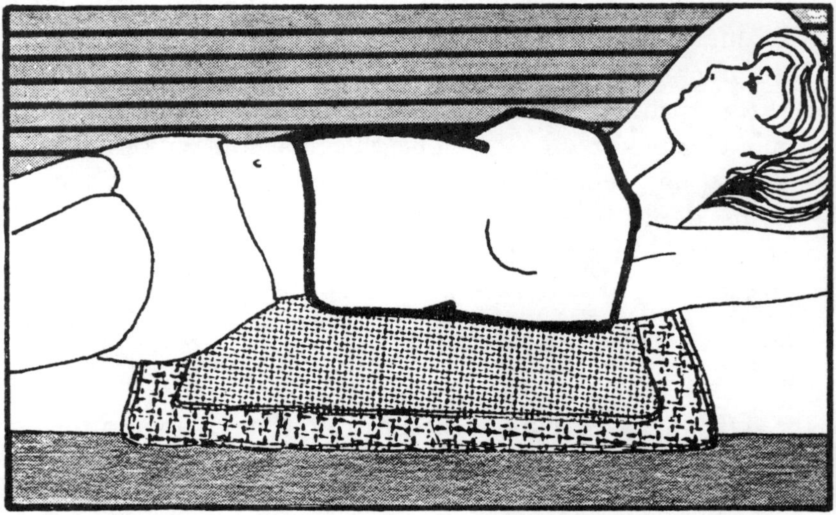

beobachtet werden oder sich wenigstens bemerkbar machen können, so gilt das für große Wickel ganz besonders. Ist der Wickel kalt, so ist die Feststellung wichtig, ob sich der Patient bald erwärmt. Ist das nicht der Fall, hat man den Kranken vorher wahrscheinlich zu wenig erwärmt oder funktioniert seine

Wärmeregulation schlecht. Man muß unterbrechen, abtrocknen und für Erwärmung sorgen. Aber auch dann, wenn alles zur Zufriedenheit verläuft, ist es für den Kranken beruhigend, jemanden in der Nähe zu wissen, zumal für Kinder und ängstliche Patienten. Das gilt speziell für den Brustwickel, da es dabei gelegentlich doch zu Herzängsten oder Atemnot kommt.

Die Technik ist nicht sehr schwierig. Der Patient setzt sich auf und hebt das Nachthemd über die Schulter. Dann legt man die vorbereiteten Tücher so hinter ihn, daß sie vom unteren Rippenbogen bis zu den Achseln reichen. Jetzt legt sich der Patient rasch zurück (meist beantwortet er den kalten Reiz mit einem kurzen Ah!). Die Pflegeperson wickelt nun zuerst das feuchte Tuch straff und möglichst faltenarm, dann folgen Trockentuch und Wolltuch. Anschließend zieht man das Hemd über den Wickel und deckt den Patienten — wie immer! — gut zu.

Schal

Der Schal ist eine recht komplizierte Anwendung, die man besser einer geschulten Pflegeperson überläßt. Im Prinzip werden außer dem Brustkorb auch Schultern und Oberarme mitbehandelt. Kneipp — der den „Shawl“ als erstes in die Hydrotherapie eingeführt hat — versprach sich vor allem bei Erkrankungen der Lungenspitzen eine gute Wirkung. Man verwendet für den Schal ein großes quadratisches Tuch, das zu einem Dreieck zusammengelegt wird.

Angelegt werden die Tücher im Sitzen, eben als großer Schal, der den Hals, die Schultern, die Oberarme und den Brustkasten bedeckt. Auch hier ist der Abschluß am Hals und das feste Anliegen des feuchten Tuches am Körper sehr wichtig. Wer den Schal

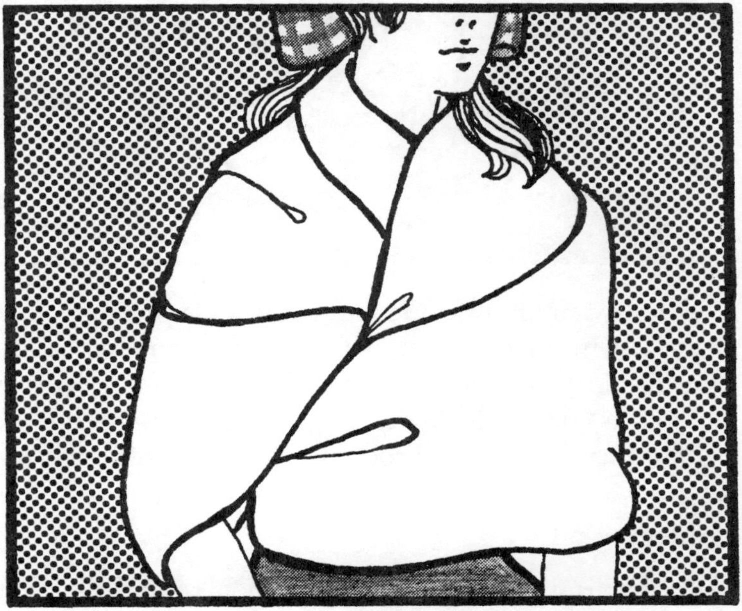

nicht anlegen gelernt hat, beschränkt sich besser auf den nachstehend beschriebenen Kreuzwickel.

Kreuzwickel

Man verwendet dazu drei Handtücher (die man gegebenenfalls rasch zusammenheften kann) oder besser ein 30 bis 40 cm breites Leinentuch, das etwa

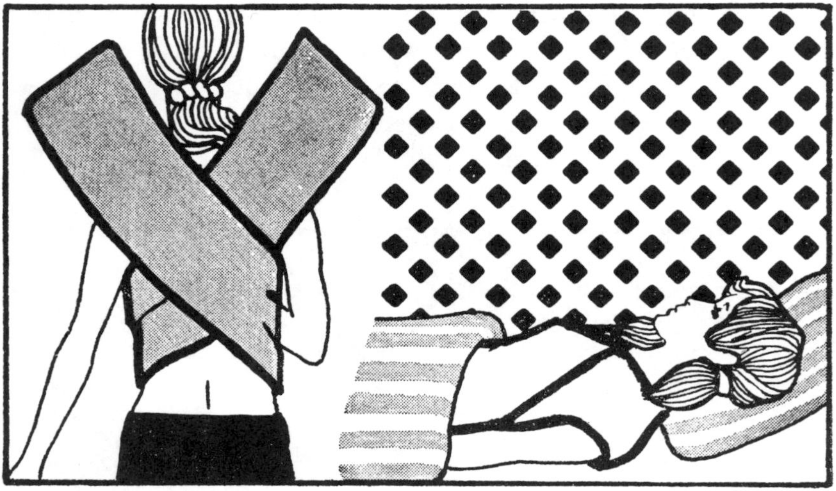

2 m lang sein muß. Wie man mit dem langen Tuch zuerst einen Brustwickel macht und dann die Schultern bedeckt — wobei das rechte Ende des Tuches nach links, das linke nach rechts kommt —, zeigt die Abbildung. Es folgen Trockentuch und Wolldecke.

Lendenwickel

Reichweite: unterer Rippenbogen bis zur Mitte der Oberschenkel. Man verfährt wie beim Brustwickel, muß nur an den Hüften, besonders bei wohlbeleibten Patienten, darauf achten, daß die Tücher möglichst faltenlos anliegen.

Kurzwickel

Dieser Anwendung war Kneipp besonders zugetan. Sie bildet für sich allein „eine abgeschlossene Anwendung“, und man kann daher auf andere Therapieformen verzichten. „*Einer*“, so steht es in: MEINE WASSERKUR, „*sagte von ihr einmal: ‚Dieser Wickel ist alles werth.‘ Er ist auch jener unter den großen Wickeln, die man notfalls selbst anlegen kann.*“

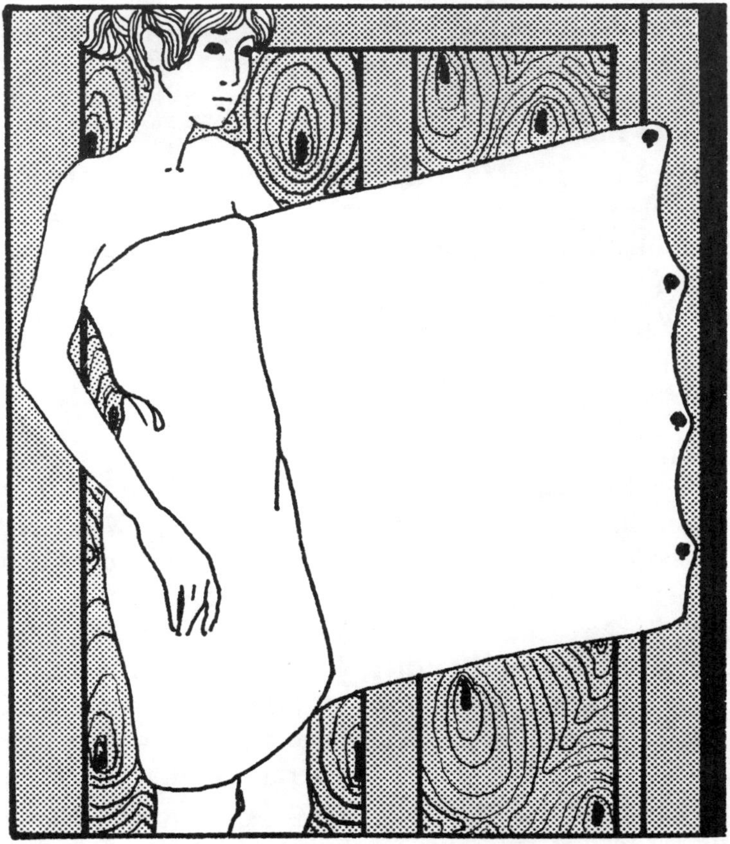

Der Kurzwickel reicht von den Brustwarzen bis unter die Knie, und die Methode, wie Dr. Baumgarten das „einfache Selbstanlegen“ beschreibt, ist für uns nicht ganz ohne Humor. Man muß dazu „nur“ das nasse Tuch mit einem Ende an einem Schrank oder einer Türe befestigen, hält dann das andere Ende an den Körper und dreht sich richtiggehend ein. Wenn man beim Schrank (oder bei der Tür) angelangt ist, wird die Befestigung gelöst, und man legt sich — nachdem man mit dem trockenen Tuch auch so verfahren ist — auf die Wolldecke *„und schnürt sich, so gut es geht, zusammen“.*

Mancher mag in dieser Wickelung sehr geschickt sein, besser ist es wohl, einen Helfer zu haben. Trotzdem bleibt der Patient zum Kurzwickel am besten stehen und wird so richtig eingehüllt. Im Bett ist die Wolldecke vorbereitet.

Ganzwickel

Wenn der ganze Patient bis zum Hinterkopf eingewickelt wird, so erzielt man damit verständlicherweise die größte Wirkung, die mit der Wickelung überhaupt erreichbar ist. Dies sollte sich der Laie immer vor Augen halten, wenn er daran denkt, einen Ganzwickel anzulegen! Er kommt nur für kräftige Personen, die sicher kreislaufgesund sind, in Frage. Kneipp schreibt vom „großen“ Wickel, daß er bei größeren und gefährlicheren Krankheiten nur im Wechsel mit anderen Wasseranwendungen zu gebrauchen ist. Kneipp verwendete für den großen Wickel nicht, wie wir es heute meist tun, Tücher, sondern den **„spanischen Mantel“**, der in vielen Kneippanstalten noch gerne gebraucht wird.

Wesentlich ist bei dieser großen Anwendung wieder, daß die Tücher kopfwärts mit einem handbreiten Umschlag eingefaltet werden, damit der Wickel oben sicher gut abschließt. Man achte besonders bei dieser kräftigen Anwendung darauf, daß der Patient sie nur gut erwärmt erhält. Vor allem darf er kei-

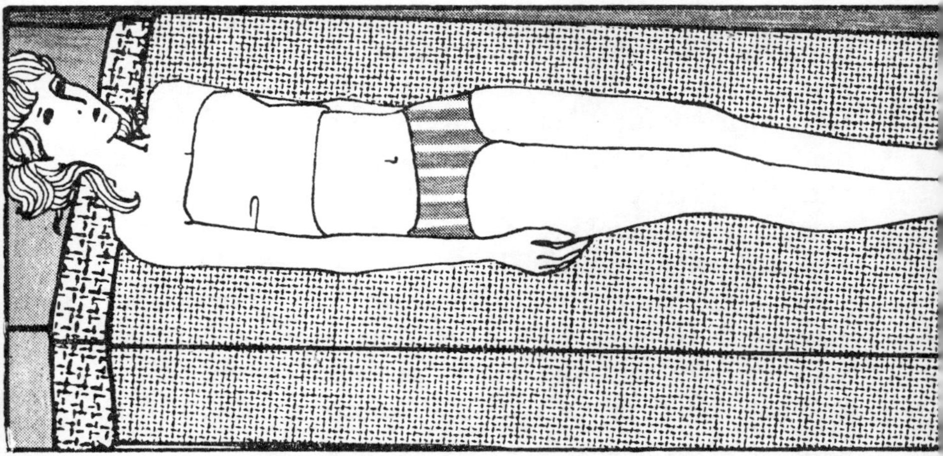

nesfalls kalte Füße haben! Lag der Patient vor dem Wickel nicht im Bett, sollte er sich zuerst wenigstens eine halbe Stunde gut zugedeckt anwärmen. In einem anderen Bett bereitet man inzwischen den Ganzwikkel vor, indem man wie bei allen größeren Wickeln die Tücher im Bett ausbreitet. Dann legt sich der Patient auf die vorbereiteten Tücher und erhält zusätzlich ein feuchtes und ausgewrungenes Handtuch auf die Brust. Dieses Tuch legt man gut am Körper an, damit nicht die Flanken trocken bleiben. Anschließend wird der Patient von oben her sorgfältig eingepackt, wobei man, wenn es sich um einen „langen" Menschen handelt, auch zwei Wolldecken verwenden kann. Ein Zipfel des feuchten Tuches kommt zwischen die Beine, sonst wird unten wie beim Unterwickel vorgegangen. Viele Kneippärzte empfehlen an die Seiten und zu den Füßen je zwei Wärmeflaschen.

Wesentlich einfacher macht die ganze Prozedur der spanische Mantel. Es handelt sich um einen Leinenmantel, den der Patient einfach anzieht. Auch hier sorgt man dafür, daß genügend Stoff zwischen die Beine zu liegen kommt. Kneipp empfahl eine große, alles bedeckende Wolldecke längs- und zwei kleinere quergelegt — ein Verfahren, das auch für den Ganzwickel durchaus zweckmäßig ist.

Bei Ganzwickel und spanischem Mantel wird der Kranke dann noch mit Decken, Oberbett und so weiter zugedeckt und soll sich nun rasch erwärmen.

Wenn Kneipp auch die Wickelzeiten, die früher üblich waren, drastisch abkürzte, so findet man doch auch in der „WASSERKUR" von einem Patienten berichtet, der so begeistert vom spanischen Mantel war, daß er ihn als „Universalmittel" benützte. Da besagter Patient wenig Zeit hatte, zog er ihn — ganz gegen die Kneippsche Regel! — zum Schlafengehen an und legte ihn erst beim Aufwachen in der Nacht oder *„in der Morgenfrühe"* wieder ab. Wer den spanischen Mantel häufig gebrauchen will, kann es dem Patienten von Kneipp nachmachen und sich einen „zweiten spanischen Mantel" machen lassen, der an Stelle der Wolldecke verwendbar ist und *„treffliche Dienste"* leistet. Wer den Nahen Osten und Afrika kennt, wird den „spanischen“ Mantel Nummer zwei wohl eher mit einem Burnus vergleichen. Anwendungsdauer 1 bis 2 Stunden, nach Konstitution des Patienten und Zweck der Anwendung.

Wickelzusätze

Während man kalte Wickel meist mit einfachem Leitungswasser macht, werden bei warmen Wickeln gerne Zusätze verwendet. Sie sind übrigens auch beim kalten Wickel manchmal angezeigt. So hält Lehmwasser länger kalt, Salz- und Essigzusatz verstärkt die Wirkung auf die Haut. Für den Lehmwickel nimmt man am besten fertige Heilerde (die sicher bakterienfrei ist!) und verrührt je nach Wikkelgröße eine oder mehrere Handvoll zu einem dünnflüssigen Brei, den man durch weiteres Zugießen von Wasser dann noch verdünnt, bis das Leinentuch die Brühe gut aufnehmen kann. Drei Teile Wasser auf einen Teil (Natur-)Essig verwendet man für das Essigwasser (niemals Essenz nehmen!), und 100 Gramm Salz löst man in fünf Liter Wasser für den Salzwasserwickel auf. Das früher viel verwendete Senfmehl sollte man besser dem geschulten Personal einer Kneippanstalt überlassen, da es bei unsachgemäßer Anwendung eine starke und gefährliche Hautreizung auslösen kann.

Einige Grundregeln zur Wickeltechnik

Wählen Sie bei Verdacht auf Kreislaufschwäche stets die kleinste Wickelart, die für den Fall noch angemessen erscheint

Niemals wickeln, bevor der Patient gut durchwärmt ist

Anlegen und Abnehmen des Wickels müssen rasch und zügig geschehen, der Kranke darf niemals im Luftzug sein

Bei der Behandlung mit großen Wickeln sollte der Patient nie allein gelassen werden

Erwärmt sich der Patient im kalten Wickel — nach dem ersten Ah! — nicht rasch, packt man Wärmeflaschen zu und kann auch heißen Tee zu trinken geben. Hilft das nicht: Wickel abnehmen, Patienten gut abreiben und ausschlafen lassen

Große Wickel nicht zu häufig anwenden, kleine Wickel, z. B. über entzündeten Gelenken, nicht zu selten wechseln

Wickeltücher beim heißen Wickel immer gut auswringen. Je besser sie ausgewrungen wurden, umso besser halten sie die Wärme

Alle Tücher, vor allem aber das feuchte Tuch, müssen fest anliegen, da es sonst sofort zu Unbehagen und häufig zu Frösteln kommt

Bei schwerkranken Personen Wickel nur über ärztliche Verordnung und mit einem zweiten Helfer durchführen

Packungen

Regt man mit kalten Wickeln und mit kalten Güssen die Durchblutung aktiv an, so ist die Wirkung warmer und heißer Anwendungen in vieler Hinsicht passiv. Natürlich nicht nur passiv, denn Hitze wie Kälte müssen ausgeglichen werden, für die Wiedererwärmung wird genauso Blut benötigt wie für die Wiederabkühlung. Der Unterschied besteht vor allem darin, daß bei der kalten Anwendung (beim ungeübten Patienten!) die Gefäßerweiterung erst auf eine anfängliche Gefäßverengung folgt und die Blutgefäße somit um eine Phase mehr „geübt“ werden.

Mit Packungen, Säcken und mit der aus unserer Zeit stammenden „heißen Rolle“ wird die Gefäßerweiterung durch die zugeführte Hitze besonders intensiv erreicht. Dabei hat es sich herausgestellt, daß die feuchte Hitze wirksamer ist und mehr in die Tiefe geht als die trockene. Man muß sich also auch hier überlegen, was man erreichen will. Bei den mit Kräutern gefüllten Säcken kommt noch die Wirkung der ätherischen Öle — Stoffwechselanregung, Durchblutungsförderung, Gefäßerweiterung und so weiter — hinzu.

Eine wesentliche Wirkung heißer Packungen und so weiter ist auch das Lösen von Krämpfen. Wilhelm Buschs heißes Bügeleisen, „auf den kalten Leib gebracht“, kann wirklich alles wiedergutmachen, vom Magenkrampf bis zum Gallenanfall. Freilich muß man darauf achten, ob das „Anheizen“ überhaupt erwünscht ist. So wäre es ein unter Umständen lebensgefährlicher Fehler, einem Patienten — bei Kindern wird das leider immer wieder gemacht! — bei Verdacht auf Blinddarm- (Wurmfortsatz-) entzündung auch nur eine Wärmeflasche aufzulegen. Hier muß ja alles vermieden werden, was eine Reifung der Entzündung, der Eiterung fördert, denn diese „Reifung“ führt ja nur — wie auch bei einem Abszeß irgendwo unter der Haut — zum früheren Durchbrechen des Eiters nach außen. Im Falle Blinddarmentzündung also in die Bauchhöhle! Das gleiche gilt mit Einschränkungen bei einer Gallenblasenentzündung, bei der „heiß“ aber meist erlaubt ist.

Trockene Säcke

Es handelt sich dabei um eine selten angewendete, sehr milde Packung. Man füllt ein der Größe der zu behandelnden Fläche entsprechendes Säckchen mit den gewünschten Kräutern — z. B. Kamille —, wärmt es auf einer nicht zu heißen Herdplatte (Elektrokocher, Stufe I, eventuell mit zwischengelegter Asbestscheibe), wendet mehrmals um, damit der Stoff nicht braun wird oder gar verbrennt, und legt es dann, möglichst gleichmäßig hoch, auf die erkrankte Stelle.

Der Heusack (Heublumensack)

Will man eine stärkere Wirkung, vor allem ein tieferes Eindringen der Wärme, erreichen, so benötigt man „feuchte“ Wärme. Die Heublumen dürften dabei weniger ihres Wirkstoffgehaltes wegen beliebt sein, sondern durch die starke Wärmespeicherung, die erreicht wird, wenn man sie gut durchfeuchtet erhitzt. Grundsätzlich gibt es zwei Wege, die — bei einiger Vorsicht — beide für die häusliche Anwendung gangbar sind. Auf den ersten Blick am einfachsten scheint es, den Heublumensack — den man in der nötigen Größe gefüllt und abgenäht hat — in einem großen Topf mit kochendem Wasser zu über-

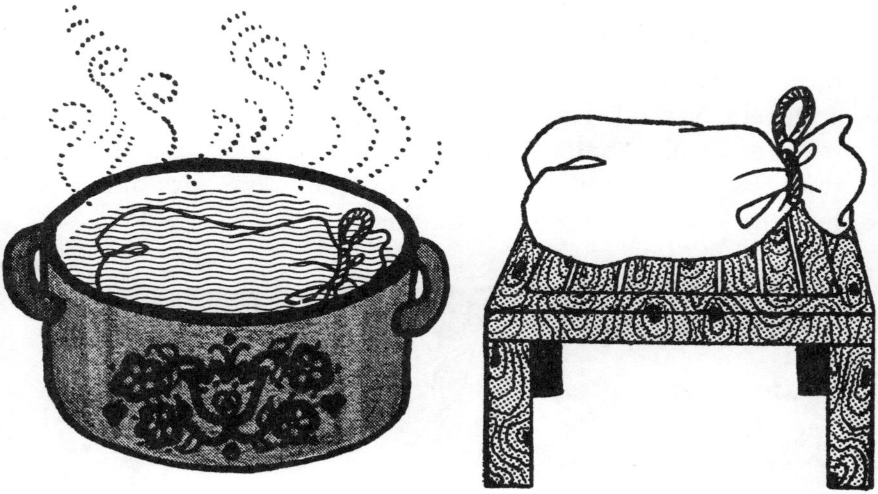

gießen. Nach zehn Minuten sind die Heublumen gut durchweicht und der Sack bis ins Innerste feucht-heiß. Nun ist aber das Problem zu lösen, wie man das überschüssige Wasser aus dem Sack wieder entfernt. In einer Badeanstalt und in Badezimmern, die einen im Boden eingelassenen Abfluß haben, ist die Frage einfach zu lösen: Man nimmt ein Brett, legt es auf den Sack und tritt mehrmals kräftig darauf. In der Anstalt gibt es dazu auch eine eigene Presse. Fehlt der Bodenabfluß, kann man zur Not den Sack in die Badewanne legen und dann mit Hilfe des Brettes und des eigenen Körpergewichtes auspressen.

Die zweite Möglichkeit ist für den Hausgebrauch bequemer und — vor allem, wenn man auch an die ätherischen Öle denkt — wahrscheinlich besser: das Erhitzen des Sackes in heißem Dampf. Dazu benötigt man nur einen großen Topf (wenn vorhanden, einen Kartoffeldämpfer), in den man einen kleinen Lattenrost praktiziert — so, daß der Sack auf ihn in etwa halber Topfhöhe zu liegen kommt. Man füllt etwa ein Viertel Topfhöhe mit Wasser und läßt dasselbe etwa eine halbe Stunde kochen. Um die Durchfeuchtung zu beschleunigen, kann man den Sack mit heißem Wasser zuerst naß machen.

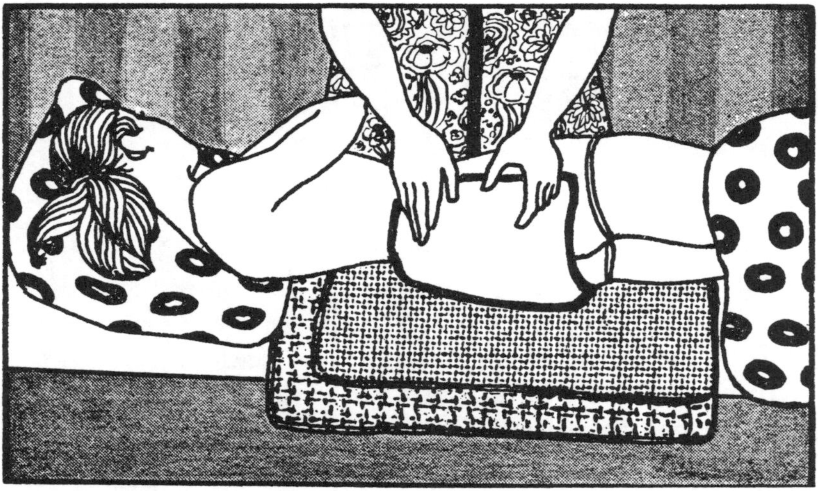

Wichtig ist nun die richtige Anwendung des Heusackes, der die Blutzirkulation vermehren, die Haut des Patienten aber nicht verbrennen soll. Es geht grundsätzlich nicht darum, ihn möglichst heiß aufzulegen, sondern um die langanhaltende Wärmewirkung. Deshalb zählt der Heusack auch nicht zu den Heiß-, sondern zu den Warmanwendungen. Man wartet also — gleichgültig wie der Sack erhitzt wurde —, bis er an der Oberfläche eine Temperatur von etwa 38 bis 40 Grad hat und legt ihn dann erst dem Patienten auf. Selbstverständlich sind zweites Leinentuch und Wolltuch schon vorbereitet, der Patient wartet angewärmt im Bett auf die Anwendung. Wer kein Thermometer zur Hand hat, kann mit dem Handrücken oder der Haut über der Innenseite des Handgelenks — die beste Stelle, um Temperaturen zu prüfen — kontrollieren, ob die Oberfläche nicht mehr zu heiß ist. Man muß den Sack als gut warm empfinden, nicht aber als heiß. Es kann sonst beim Patienten zu sehr unangenehmen Verbrennungen kommen, zumal ja aus dem Sackinnern immer weiter Hitze nachströmt. Im Gegensatz zum Vorgehen beim Wickel legt man die Tücher anfangs auch lokker und nicht straff an und zieht sie erst nach einiger Zeit, wenn es feststeht, daß der Patient den Sack angenehm empfindet, fester zu.

Im Durchschnitt läßt man den Sack eineinhalb Stunden liegen und nimmt ihn dann rasch ab. Danach soll der Patient wenigstens nochmals eineinhalb Stunden im Bett bleiben, um das in Gang gekommene Schwitzen nicht zu unterbrechen. Erst danach wäscht man ihn — kalt — ab und frottiert ihn trocken.

Als Notbehelf — hier handelt es sich freilich n u r um eine Wärmebehandlung — kann man auch heißen Kartoffelbrei an Stelle des Heusackes verwenden. Man verwendet dazu Kartoffeln, die man in der Schale gedämpft und zu einem Brei zerdrückt hat. Auch den Kartoffelsack muß man vorsichtig auflegen und darf die Packung erst schließen, wenn der Patient sie als nicht zu heiß empfindet.

Dampfkompressen

Es gibt natürlich noch verschiedene Möglichkeiten, die Wärme zu speichern und der Haut zuzuführen. Ein durchaus gangbarer und praktischer Weg sind die Dampfkompresse und die heiße Rolle, die vor allem für die Behandlung chronischer Lebererkrankungen in Frage kommt.

Die Dampfkompresse soll am Körper „dampfen", sie muß daher sehr rasch fertiggemacht werden. Man legt ein gut saugendes, mehrfach zusammengelegtes Leinentuch (Größe je nach behandeltem Körperabschnitt) in heißes, fast kochendes Wasser, beläßt es hier einige Minuten und nimmt es dann — mit einem Holzstab, einer Klammer oder ähnlichem — heraus, umwickelt es mit einem trockenen Handtuch und wringt es sorgfältig — wenn auch rasch — aus. Je mehr Wasser dabei entfernt werden kann, umso länger hält die Dampfkompresse die Wärme. Die heiße, ausgewrungene Leinenauflage wird nun in ein bereitgelegtes Flanelltuch eingepackt (körperwärts nur eine Flanellage) und vorsichtig aufgelegt.

Alle die genannten heißen (warmen) Auflagen wirken schmerzstillend und krampflösend, natürlich auch durchblutungsfördernd. Vorwiegend der Durchblutungsförderung dient die **heiße Rolle.** Sie ist ebenfalls sehr praktisch und kann vom Patienten auch ohne Helfer benützt werden. Man benötigt dazu nur ein dickeres Frotteehandtuch und einen Krug mit heißem Wasser. Das Handtuch wird in der benötigten Breite zu einer Rolle gerollt, die man dann an einem Ende trichterförmig öffnet. In diesen Trichter gießt

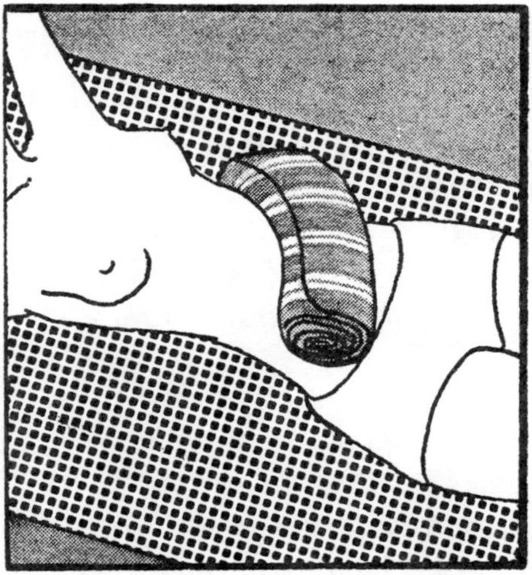

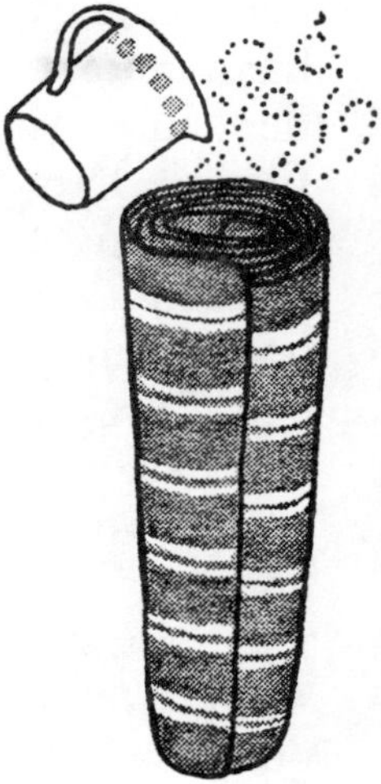

man langsam und vorsichtig das heiße Wasser, bis das Tuch durch und durch feucht ist. Zur Behandlung wird die feuchtheiße Rolle z. B. auf den rechten Rippenbogen aufgelegt. Läßt die Wärmewirkung der benützten Stelle nach, so braucht man nur ein Stück Tuch aufzurollen, um wieder eine heiße Behandlungsfläche zur Verfügung zu haben. So kann man etwa eine halbe Stunde mit ziemlich gleichbleibender Wärme ohne Auflagenwechsel behandeln.

Dampf als Heilmittel

„Sind Dämpfe zur Heilung überhaupt notwendig?“ fragt Kneipp in MEINE WASSERKUR rhetorisch und meint dann, daß ja auch die Hausfrau, wenn sie Wäsche reinigt, nur warmes und kaltes Wasser verwendet, das eine zum Auflösen und das an-

dere zum Wegschwemmen. Mit Wärme und Kälte kann auch nach Kneipp jeder sonst gesunde Körper, der eine genügende Menge Eigenwärme zur Verfügung hat, behandelt werden. Es gibt aber viele, die einen „*Abgang, das Fehlen der nothwendigen inneren Wärme*“, sehr rasch spüren. Bei manchen von ihnen genügen nicht warme Wickel, sie brauchen den Dampf, die „*Einpressung der Wärme*“, um gesund zu werden.

Kneipp hat seine Dampfverfahren mehrfach geändert. Er kam — wie auch bei den anderen Anwendungen — zuletzt wieder zu dem Lehrsatz: „*Die gelindeste Anwendung ist auch stets die beste.*“ Auch ging er vom Ganzdampf, wie er ihn aus den russischen Dampfbädern kennenlernte, zu den Teildämpfen über und warnte auch hier immer wieder vor jeder Übertreibung. Vor allem sollte sich der Patient — und das gilt heute wie zu Kneipps Zeiten! — durch die gute Wirkung nicht dazu verleiten lassen, die Dämpfe wahllos und zu häufig anzuwenden.

Im Prinzip wird immer gleich vorgegangen: Man stellt einen Topf bereit, in dem man die Kräuter, deren ätherische Öle man dem Dampf zusetzen will, etwa eine halbe Stunde lang gekocht hat. Kneipp empfahl, stets Kräuter beizusetzen und verwendete: Fenchel, Salbei, Schafgarbe, Minze, Holunder, Spitzwegerich, Lindenblüten, Brennesseln und Heublumen. Heute gebraucht man — vor allem wegen der entzündungswidrigen Wirkung — auch gerne Kamillen. Grundsätzlich läßt man das Wasser ohne Hitzequelle weiterdampfen. Ein Kräuterabsud ist so für rund zehn Minuten gut verwendbar. Will man weitere Wirkung haben, so legt man heißgemachte Ziegelsteinstücke ins Wasser nach. Mit entsprechender Vorsicht, damit das Wasser nicht hochspritzt!

Eine andere Methode ist das Weitererhitzen des Kräuterabsudes mit einem auf klein gestellten Elektrokocher oder auch mit einem Tauchsieder. Sie wird von manchen Kneippärzten warm empfohlen, von anderen wieder als zu stark abgelehnt.

Dem Dampf soll stets eine — wenn nötig vorsichtige — Abkühlung folgen und danach Bettruhe. Je nach Art des Dampfes kommt als Kaltanwendung ein Knieguß, eine kalte Abwaschung (wenn der Patient stark ins Schwitzen kam) und ähnliches in Frage. Nach dem Volldampf und dem Unterleibsdampf soll die Kaltanwendung erst nach der Bettruhe vorgenommen werden, der Temperaturwechsel ist sonst zu abrupt.

Ohrendampf

Man kann diese Anwendung mit Hilfe eines Dampfinhalationsapparats oder auch mit einem Trichter, den man über den dampfenden Topf gibt, durchführen. Hier ist es jedenfalls zweckmäßig, eine Kochplatte anzuwenden. Niemals darf so viel Wasser verwendet werden, daß durch das Sprührohr oder den Trichter Wassertropfen vom Dampf mitgerissen werden könnten. Der Ohrendampf soll nur bei chronischen und nicht bei akuten Prozessen (gegen die man heute Antibiotika anwendet) gebraucht werden.

Fußdampf

Ein Lattenrost über dem halbgefüllten, möglichst breiten (Standfestigkeit!) Topf mit kochendem Kräuterabsud dient als Auflage für die Füße. Der Patient wird so eingepackt, daß unser „Zelt" die Beine bis über die Knie freiläßt. Der Fußdampf ist ein intensives Mittel zur Erwärmung ständig kalter Füße, wenn „aktive" Methoden — wie Wassertreten — aus irgendeinem Grund nicht in Frage kommen.

Kopfdampf

Man stellt den Topf mit dem kochenden Absud auf einen Hocker und deckt den Patienten mit einem Wolltuch (Wolldecke) so zu, daß er mit dem Topf in einem kleinen Zelt bleibt. Den Deckel nimmt man langsam vom Topf und kann ihn — falls anfangs der Dampf zu stark ist — auch teilweise wieder auflegen.

Eine Sonderform ist der Gesichtsdampf, wobei man durch entsprechende Lage der Tücher dafür sorgt, daß nur das Gesicht angedampft wird.

Unterleibsdampf

Kneipp kennt diese Anwendung unter dem treffenden, aber nicht ganz ohne Hemmungen verwendbaren Namen „*Leibstuhldampf*". Der Leibstuhl — auch heute für kranke Familienmitglieder noch in manchem Haushalt zu finden — ist zweifellos das beste Gerät für diese Anwendung, wenn der Blecheinsatz oder der Steinguteinsatz *sicher* und *vollständig* desinfiziert werden. Sonst könnte die Anwendung unter Umständen durch Bakterien, die am Rande des Einsatzes zurückgeblieben sind, gefährlich werden. Als andere Hilfsmittel kommen in Frage: ein Rohrsessel oder Rohrschemel oder ein Stuhl mit durchlöchertem Sitz. Benützt man den Leibstuhl, so muß man dafür sorgen, daß der Dampf den ganzen Unterkörper erreichen kann, daß der Patient also nicht mit dem Gesäß den Rand abdichtet.

Das „Zelt" wird so aufgebaut, daß der Unterleib angedampft werden kann und auch der Oberkörper gut eingepackt ist.

Nach dem Unterleibsdampf und auch nach dem Volldampf soll jedenfalls im Bett nachgedunstet werden, die kalte Nachbehandlung kommt erst anschließend in Betracht.

Volldampf

Um den ganzen Körper andampfen zu können, braucht man zwei Gefäße — eins wie für den Unterleibsdampf und ein zweites, auf das der Patient wieder die Füße stellt. Zur Behandlung ist er so eingepackt, daß das „Zelt" aus Leinentüchern und Wolldecken am Hals gut abschließt und am Boden vollkommen abdichtet.

Ein kühlendes Tuch auf die Stirn wird während des Volldampfes angenehm empfunden. Bei Herzklopfen und Schwächeerscheinungen soll man die Behandlung natürlich abbrechen und den Patienten hinlegen.

DIE KNEIPPSCHE APOTHEKE

Kneipp bemühte sich nicht nur darum, möglichst viele Ärzte in sein Heilverfahren einzuschalten — das er ein „*einfaches Naturheilverfahren*" nannte —, sondern auch um die Klärung eines eventuellen Mißverständnisses: Wenn er nach all den guten Erfolgen mit dem Wasser nun auch zu den Kräutern und zur Tierkohle griff, so sollte das kein Hochverrat an der Wasserheilkunst sein. Er wollte die Kräuter nur als Hilfe, gegebenenfalls als Notanker für Unbelehrbare, wissen: „*Ich habe mich lange besonnen, ehe ich mich entschloß, den für sich allein ausreichenden und genügenden Wassermitteln diese Apotheke, d. i. dieses Verzeichnis der dem Wasser von innen heilsam entgegenwirkenden Hilfsmittel anzufügen. Es könnte wie eine Mißtrauenskundgebung gegen die Wasserheilkraft aussehen.*

Doch es gibt Kranke, welche aus unüberwindlicher Wasserangst sich schwer zu einer oft notwendigen längeren Wasserkur entschließen können. Diesen wollte ich es erleichtern, mit anderen Worten: die Wasseranwendungen reduzieren, vereinfachen und die Zeit des Gebrauches abkürzen. Solches aber kann und wird geschehen, wenn ich der äußeren Kur (mit Wasser) durch eine innere Kur (die Heilmittel) in die Hand arbeite."

Wo er keine sichere Wirkung sah, übernahm er das Mittel aus der Volksheilkunde nicht: „*Pflanzen mit zweifelhafter Wirkung, wie Eibisch, Süßholz und so weiter; mit den geringsten ungünstigen Wirkungen z. B. auf den Magen wie Sennesblätter, Hopfen und so weiter; Giftpflanzen vollends habe ich grundsätzlich übergangen.*" Dabei hat er freilich manchmal auch etwas Gutes abgelehnt. Süßholz etwa ist heute ein beliebtes und bewährtes Mittel gegen Magengeschwüre; freilich in besonderer Darreichungsform.

Kneipps Kräutererfahrung wuchs und wurde ein eigener Wissenszweig. Heute haben wir unter den Medizinern ein eigenes Fachgebiet, die Pflanzenheilkunde, und wir wissen, daß, wie schon früher oft behauptet, in vielen Fällen tatsächlich die ganze Pflanze besser wirkt als eine aus ihr gewonnene chemische Substanz. Das gilt vor allem für chronische Krankheiten und schmälert in keiner Weise den Siegeszug der modernen Pharmazie. Eben durch die grandiosen Erfolge wurde man aber wohl auch verleitet, in manchem Fall mit Kanonen auf Spatzen zu schießen, und das ist bei manchen Krankheiten für den Patienten nicht immer ungefährlich.

Abgesehen von ihrer Verwendung als Hausmittel haben heute manche der Kräuter, die Kneipp der Volksheilkunde entnahm, in der Phytotherapie und auch in der modernen chemischen Pharmazie wieder und oft unerwartet Geltung bekommen. Man konnte nachweisen, daß der beliebte Baldrian tatsächlich beruhigende Wirkungen hat, daß er geeignet ist, bei nicht allzu großer seelischer Belastung den Patienten abzuschirmen und Entgleisungen im Regulationsbetrieb der Lebensnerven auszugleichen. Die Extrakte aus der Mistel haben überraschend in der Krebstherapie Verwendung gefunden (wie auch Extrakte des Entenfußes und des Immergrüns), und der Rosmarinkampfer ist auch heute noch — z. B. als Badezusatz — ein mildes, gut wirksames Kreislaufanregungsmittel. Aus dem Johanniskraut wird ein Stoff gewonnen, der den Menschen lichtempfindlicher macht und vor allem in der lichtarmen Jahreszeit bei manchen Verstimmungen Hilfe bringt.

Daß die Kamille, die Schafgarbe, das Tausendguldenkraut, Minze, Wermut und Wacholderbeeren sowohl vom Arzt verordnet werden als auch zur Ersten Hilfe als Hausmittel in Verwendung stehen, ist zweifellos berechtigt, wie ja überhaupt die Tatsache, daß Hausmittel wieder mehr angewendet werden, der Volksgesundheit nur zugute kommen kann. Man stelle sich vor, welche Gefahren sich hinter der nüchternen statistischen Feststellung verbergen, daß 42 Prozent der Medikamente aus der Apotheke ohne Rezept von Patienten, die sich selbst kurieren wollen, gekauft werden! Dabei gibt es kaum mehr ein modernes Präparat, das, wenn es nicht genau nach Verordnung genommen wird, sicher unschädlich ist. Von den Hausmitteln, die sich durch Jahrhunderte gehalten haben, darf man das Umgekehrte sagen. Kaum eins kann von sich aus Schaden stiften.

Der Schaden entsteht freilich dann, wenn man beginnt, über die Erste Hilfe hinaus ohne Kontrolle durch den Arzt das Hausmittel — sei es nun eine Heilpflanze, eine Kneippanwendung oder was immer — zur Behandlung irgendwelcher Beschwerden zu benützen. Das mag zu einer Zeit, in der man etwa gegen den Lungenkrebs, gegen bösartige Darmgeschwülste oder chronische seelische Krankheiten noch machtlos war, noch verantwortbar gewesen sein, heute, wo z. B. die Krebsheilung vorwiegend vom Faktor Zeit abhängt, ist es nur mehr unverantwortlicher, häufig tödlicher Leichtsinn. Deshalb sind weder die Kräuter noch die Hausmittel noch bewährte Methoden der Naturheilkunde schlecht, sinnlos oder nutzlos geworden. Sie müssen nur — und das kann man nicht nachdrücklich genug betonen — vom Fachmann zweckmäßig angewendet werden, nachdem man genau weiß, was dem Patienten fehlt und nachdem man sicher ausschließen konnte, daß z. B. eine Operation oder eine Bestrahlung (etwa im Fall Krebs, wo alle anderen Maßnahmen nur als zusätzliche Hilfe in Frage kommen — oder eins der modernen Psychopharmaka — wie z. B. bei Depressionen, für die wir auch Naturheilmaßnahmen fast ausschließlich nur als Zusatztherapie einsetzen dürfen) nötig sind.

Hier liegen die Gefahren einer einseitig betriebenen Wasser- oder Kräuterheilkunde, und vor diesen Gefahren sollte sich jeder durch Beratung mit dem Fachmann schützen. Dann sind fast alle Maßnahmen, die uns Pfarrer Kneipp hinterlassen hat, ein echter Gesundbrunnen, vor allem gegen die vielen Schäden, die der Mensch im Laufe der Anpassung an den Fortschritt der Technik, der Physik und der Chemie überwinden muß.

Zeichnungen von Gottschalk und Paleske

Auflage 1994

A-6020 Innsbruck

Druck- und Bindearbeiten: M. Theiss, A-9400 Wolfsberg
Printed in Austria
ISBN 3-7016-2428-3